GUIDE PRATIQUE

DE

L'AGE CRITIQUE.

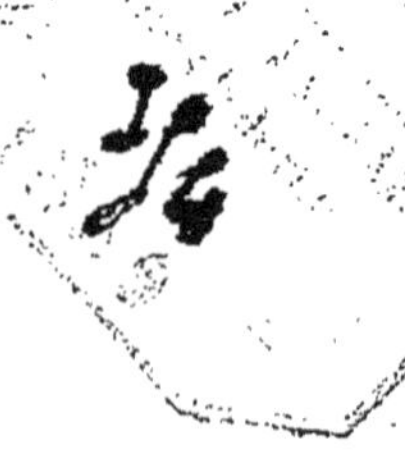

GUIDE PRATIQUE

DE

L'AGE CRITIQUE

OU

CONSEILS AUX FEMMES

Sur les maladies qui peuvent les attaquer à cette époque de leur vie, et sur les moyens de combattre ces maladies, mais surtout de les prévenir ;

Suivis

E RÉFLEXIONS ET D'OBSERVATIONS

SUR LES MALADIES LAITEUSES,

AR Mme V. MESSAGER,

Maîtresse Sage-Femme, Professeur d'Accouchements, ex-Sage-Femme des Bureaux de Bienfaisance de Paris,

Auteur du *Manuel de la Jeune Mère.*

PARIS,

Chez l'Auteur, rue de Rivoli, 67,

ET LES PRINCIPAUX LIBRAIRES.

1859.

INTRODUCTION.

Vouée par état et par goût au bien-être et au bonheur des femmes, j'aurais cru ma tâche inachevée et mes efforts incomplets si, après leur avoir indiqué dans mon *Manuel de la jeune mère* (1), tout ce qu'il leur importe de savoir, tant pour

(1) Un vol. in-18 de 500 pages; 5e édition. Prix : 5 fr. et 6 fr. par la poste.

elles que pour leurs enfants dans le moment de leur existence où elles peuvent devenir mères, je n'avais aussi essayé de leur servir de guide lorsque, dégagées par la perte des principales attributions dévolues à notre sexe, des liens qui l'unissaient à l'espèce, elles rentrent dans la vie individuelle.

Car il n'est que trop vrai, il ne faut pas nous le dissimuler, la vie de la femme n'est qu'une longue suite de tourments, de fatigues et de souffrances.

En effet, les douleurs, auxquelles est asservi tout être faible et sensible, dans les premiers moments d'une vie mal assurée, assiégent son enfance, et sa constitution, naturellement plus nerveuse et plus délicate, les lui fait sentir plus vivement; le temps des plaisirs de l'amour, qu'on appelle le printemps de la vie, ne s'annonce chez elle que par des incommodités dont les suites se font quelquefois longtemps ressentir, et le titre de mère, la plus pure des jouissances qu'elle puisse éprouver, elle ne l'obtient hélas ! souvent qu'aux dépens de ses forces, de sa santé, et quelquefois de sa vie.

A peine a-t-elle échappé aux périls de l'enfantement que la jeunesse de ses enfants alarme à chaque instant sa tendresse et la tient dans une inquiétude continuelle; en même temps que leur sort futur est pour elle un motif incessant de sollicitudes et de tourments.

Enfin, le moment où elle cesse de pouvoir devenir mère s'annonce encore par de nouveaux dangers. En effet, la circulation du sang chez elle alors est soumise à de nouvelles lois, et le trouble que ce changement occasionne dans sa constitution compromet quelquefois tout à coup sa vie, ou dans d'autres cas décide la manifestation de plusieurs maladies que la médecine pourrait prévenir, mais qu'on ne reconnaît souvent que pour savoir qu'elles sont au dessus des ressources de l'art.

C'est de cette époque, communément désignée sous les noms d'*âge critique, âge de retour* ou *retour d'âge*, cessation des règles ou des *mois*, une des époques les plus remarquables dont se compose la vie de la femme, que je vais m'occuper dans ce nouveau travail. Les changements qui s'opèrent alors dans notre constitution physique et dans notre état moral, les altérations plus ou moins graves qui en sont si souvent la triste conséquence, méritent la plus sérieuse attention, et si quelque chose doit étonner à mon avis, c'est que les médecins semblent avoir craint de déroger en s'occupant d'une manière toute spéciale des maladies propres à cette époque. Aucun traité particulier sérieusement écrit ne lui a été en effet consacré; tout ce qui s'y rattache se trouve, tant bien que mal, indiqué dans les ouvrages qui traitent en général de toutes les maladies des femmes, ou étudié comme chose purement accessoire à l'art des accouchements dans les ouvrages consacrés à cette branche si importante de la pratique médicale.

Et cependant quel médecin pourrait méconnaître que peu de femmes ont le bonheur ou le privilége de franchir sans danger cette époque qui est pour elles, je le répète, pleine d'orages et de périls.

La plupart ne peuvent voir arriver ce moment véritablement critique sans une sorte d'effroi, autant par la crainte des événements fâcheux sous le rapport de la santé qui l'accompagnent si souvent, que par cette espèce d'isolement, pour ne pas dire d'abandon, dans lequel elles croient qu'elles vont se trouver. Très-peu, lorsque l'âge vient les avertir qu'il faut mettre un terme aux bruyants plaisirs de la vie, écoutent avec résignation la voix de la nature et subissent avec courage les changements qu'il lui plaît de leur imposer, quelque soin qu'on prenne d'ailleurs de leur persuader qu'en faisant succéder de nouvelles qualités aux charmes de la beauté, le temps a respecté nos droits et n'a fait que changer la forme de notre empire auquel il ne saurait porter atteinte.

C'est donc un nouveau service que je crois rendre aux femmes en ne leur cachant rien des maux auxquels peut les exposer leur insouciance ou l'ignorance dans laquelle elles sont au sujet des soins qu'elles doivent prendre de leur santé dans ce moment orageux de leur existence. Si je contrarie les habitudes de quelques-unes, si pour me faire entendre je prends un langage sévère, elles m'excuseront, car elles doivent penser qu'en tout cela je n'ai eu qu'un but, celui de leur être utile ; qu'une vue, celle de leur donner des avis salutaires.

Je n'irai pas d'ailleurs assombrir par une exagération déplacée le tableau déjà assez triste des maux qui peuvent assaillir les femmes arrivées à cet âge, en adoptant cette opinion populaire et ridicule qui, ne voyant dans le sang menstruel qu'un sang impur et malfaisant dont la nature purge périodiquement l'économie, conduit à admettre que du moment où ce sang cesse d'être éliminé du corps il doit l'infecter et le compromettre. Le temps et une saine appréciation des vues de la nature ont fait justice de cette opinion, et c'est une chose universellement reconnue aujourd'hui en médecine que ce sang ne possède aucune qualité morbifique et qu'il est tout aussi pur que celui qui circule dans toutes les autres parties du corps.

Notre vie n'est-elle donc pas traversée par assez d'orages; et dans ce moment surtout n'éprouvons-nous pas d'assez grandes pertes pour qu'on ne cherche pas encore à nous affliger par de fausses alarmes?

Mais si je n'admets pas l'opinion de ceux qui proclament que l'âge critique est nécessairement fatal aux femmes, et qu'elles chercheraient en vain à se soustraire à sa funeste influence, je repousse aussi comme fausse et dangereuse l'opinion des médecins qui nient absolument les chances défavorables sous le rapport de la santé inhérentes à cet âge. Sur quoi se fondent ces médecins pour soutenir cette opinion? Sur ce fait que l'examen des tables de mortalité ne prouve pas qu'il meurt plus de femmes de quarante à cinquante ans, qui est le terme qu'embrasse ordinairement l'âge de retour, que pendant les dix années qui précèdent et les dix qui suivent; c'est-à-dire de trente à quarante et de cinquante à soixante.

Mais en raisonnant ainsi on oublie que c'est beaucoup déjà que l'espace qui sépare quarante ans de cinquante fournisse autant de décès que les dix années qui précèdent, car soustraite aux dangers de la maternité, la femme devrait tout à coup acquérir de grandes chances de vie; c'est ce qui n'est pas; et, d'un autre côté, les tables de mortalité n'expriment que le résultat final mais ne disent ni combien de femmes passent cette époque dans la langueur et les souffrances, ni combien succombent dans les années suivantes aux maux qui occasionnaient cette langueur et ces souffrances.

D'ailleurs ce n'est pas sur des hypothèses ou de simples raisonnements que j'ai fixé mon jugement à ce sujet, mais sur des faits et des faits bien avérés. Aussi la plupart des propositions que j'émettrai dans le cours de ce nouvel ouvrage seront-elles appuyées d'observations concluantes, de telle sorte que les femmes qui le liront pourront toujours trouver des positions analogues à la leur et sanctionner par leur propre expérience la vérité de mes assertions.

Quant aux maladies dites *Laiteuses*, si je m'en suis occupée, c'est que depuis longtemps je désirais saisir l'occasion de montrer combien est dangereuse aussi l'opinion des médecins qui, sacrifiant à de vaines théories ce que démontre l'expérience, nient jusqu'à l'existence de ces maladies et traitent de préjugés les craintes qu'elles inspirent à tant de femmes. C'est également par des faits et des faits irrécusables que je démontre cette existence et que j'établis les caractères distinctifs de ces maladies, en même temps que j'indique les moyens non-seulement de les combattre, mais de les prévenir.

Pour mettre dans ce nouveau travail tout l'ordre capable d'en bien faire saisir la portée et d'en apprécier tous les détails, je l'ai divisé en QUATRE PARTIES.

La PREMIÈRE est consacrée : 1° à la détermination de l'époque à laquelle les règles cessent ordinairement de paraître suivant les climats, les tempéraments, les habitudes sociales, les dispositions maladives et toutes les circonstances qui peuvent faire varier cette époque; 2° à l'exposé des signes auxquels on reconnaît que cette cessation va avoir lieu et à l'étude des modifications qui, alors, se font remarquer dans la constitution de la femme, tant au physique qu'au moral.

La DEUXIÈME, réservée aux maladies auxquelles sont exposées les femmes à l'âge critique, renferme dans deux chapitres distincts, d'abord : l'historique de celles de ces maladies qui, frappant sur l'ensemble de la constitution, peuvent être désignées sous le nom de *générales*, comme les palpitations, les diverses inflammations, les saignements de nez, les crachements de sang, les anévrismes, les attaques d'apoplexie, les rougeurs de la figure, les maux d'yeux, les affections dartreuses, les diverses maladies nerveuses : telles que la migraine, l'hypocondrie, l'hystérie, les maux de nerfs ou attaques convulsives ; ensuite celles de ces maladies qui sont propres à l'âge critique ou *spéciales*, c'est-à-dire frappant d'une manière particulière sur les organes tenant à la vie de reproduction, comme les pertes utérines, les flueurs blanches, les inflammations, les engorgements et les polypes de la matrice, les diverses espèces d'ulcérations simples et le cancer proprement dit, l'hydropisie et les abcès des ovaires, les diverses maladies du sein.

La TROISIÈME traite des moyens de prévenir les maladies occasionnées par l'âge critique. Ces moyens sont aussi étudiés dans deux chapitres séparés suivant qu'ils sont fournis pas l'*hygiène* comme la nourriture, les bains, l'habitation, les vêtements, les occupations physiques ou morales ; ou suivant qu'ils ressortent essentiellement de la *médecine*, tels que la saignée, les sangsues, les cautères, les purgatifs, les bains, les injections simples et composées, les potions et autres préparations calmantes.

Enfin dans la QUATRIÈME partie, réservée aux maladies laiteuses, j'examine si ces maladies existent réellement en tant que maladies spéciales, et, après avoir résolu la question affirmativement par des raisonnements, mais surtout par des faits, j'indique successivement les moyens de reconnaître ces maladies, de les combattre et de les prévenir.

Tel est l'ordre que j'ai suivi parce qu'il m'a semblé le plus propre à guider, même les personnes tout à fait étrangères à la science, pour lesquelles je déclare écrire particulièrement; ainsi que le prouve le soin que j'apporte, ici comme ailleurs, à éviter autant que possible les termes scientifiques, ou quand ces termes sont inévitables, à les faire suivre d'un commentaire ou d'une expression capable d'en faire saisir la véritable signification.

Aurai-je réussi à me rendre utile? C'est mon désir. Le succès qu'ont eu mes premiers ouvrages, surtout mon *Manuel de la jeune Mère*, parvenu aujourd'hui à sa troisième édition, me fait pressentir que mes efforts pourraient bien ne pas avoir été sans résultats. S'il y a du mérite à faire marcher la science par d'importantes découvertes, il peut y en avoir aussi à populariser ces découvertes en mettant toutes les personnes qu'elles intéressent à même d'en profiter.

C'est le seul mérite que j'ambitionne ; quelque minime qu'il puisse être, il suffit à mes modestes prétentions.

PREMIÈRE PARTIE.

DE L'ÉPOQUE A LAQUELLE CESSENT ORDINAIREMENT LES RÈGLES, ET DES SIGNES AUXQUELS ON RECONNAIT QUE CETTE CESSATION VA AVOIR LIEU.

CHAPITRE Ier.

De la cessation des règles suivant les climats, les tempéraments, les habitudes sociales, les dispositions maladives et diverses autres circonstances accidentelles.

§ Ier.

Il en est de la disparition des règles comme de leur apparition : de même que l'époque où elles surviennent pour la première fois présente de nombreuses variations, de même aussi le moment où elles cessent de se montrer est difficile à préciser.

De toutes les circonstances qui peuvent faire varier cette cessation une des plus importantes à noter est assurément le climat.

Dans nos climats tempérés elle a généralement lieu de quarante-deux à quarante-huit ans, ce qui porterait le terme moyen à quarante-cinq ans. Mais dans les pays chauds, comme dans l'Inde, au Chili, au Brésil, au Mexique, et même dans la partie méridionale de nos possessions d'Afrique, où la puberté se montre vers dix et onze ans, on voit l'âge critique survenir de trente à trente-cinq ans, tandis que dans le nord ou les pays froids, où la plupart des femmes ne sont guère réglées qu'à quinze et même seize ans, les règles cessent rarement avant quarante-huit.

Le tempérament est aussi une chose à prendre en considération dans l'appréciation du terme auquel peut survenir l'âge critique.

Ainsi les femmes d'un tempérament sanguin,

dont la coloration de la peau, la fraicheur du visage, la vivacité des mouvements sont les caractères distinctifs, étant généralement réglées de bonne heure, cessent aussi de l'être plus tôt.

Par opposition, les femmes lymphatiques, c'est-à-dire à peau blafarde, d'un caractère mou, indolent, voient quelquefois leurs règles paraître jusqu'à cinquante ans ; ce qui n'est pas rare non plus chez les femmes nerveuses.

Il résulte de ce que nous venons de dire que, si l'époque de la cessation des règles est sujette à beaucoup de variations, les femmes néanmoins sont en général réglées pendant un temps à peu près égal, de telle sorte que ce que les unes gagnent d'un côté, elle le perdent de l'autre. Ce temps embrasse ordinairement un espace de trente années, et s'il fallait l'exprimer par un terme moyen on trouverait probablement qu'il va de quinze à quarante-cinq ans.

Cependant une remarque bien importante à

faire à ce sujet, remarque qui a échappé à l'attention de la plupart des auteurs qui se sont occupés de ces questions, c'est que, s'il est bien vrai que l'habitation des grandes villes, mais particulièrement l'éducation recherchée, en excitant de bonne heure les sens des jeunes filles, les disposent à être réglées de très-bonne heure, il n'en est pas moins vrai aussi que les femmes qui ont dû leur précocité à une activité nerveuse hâtivement développée par l'éducation, conservent bien plus longtemps la faculté de devenir mères que celles qui sont redevables de cette précocité à l'influence directe du climat.

Aussi, voyons-nous tous les jours, à Paris, des femmes qui ont été réglées à treize et même douze ans, et qui ne cessent de l'être qu'à quarante-huit, conservant ainsi leurs règles trente-cinq ans, tandis que des femmes qui ne doivent qu'à la chaleur du climat d'être réglées au même âge, cessent généralement de l'être à quarante et même à trente-huit; ce qui réduit pour elles à vingt-sept et même vingt-six ans la durée de leur aptitude à devenir mères.

La grande différence qui existe pour les femmes des pays chauds et celles des pays tempérés et même des pays froids, dans le temps pendant lequel elles sont réglées, a une plus grande portée qu'on ne pourrait le croire au premier abord; car ce temps, comme nous le savons, étant précisément celui pendant lequel la femme peut engendrer, tout l'avantage est pour les pays froids.

Aussi dans ces pays, dont les femmes ont communément de dix à douze enfants, la population tend-elle sans cesse à s'accroître ; et le besoin des émigrations se fait-il sentir. Nous ne voyons que des habitants du nord dans ces caravanes chargées d'enfants qui depuis vingt-cinq à trente ans traversent la France pour gagner les climats plus chauds et moins habités du Nouveau-Monde.

Des causes opposées ont dû amener des

effets absolument contraires dans les climats brûlants du midi.

Si dans ces contrées l'accroissement est plus rapide, l'existence doit y être en général plus courte : les femmes à peine sorties de l'enfance y deviennent mères; mais semblables à ces fleurs hâtives que l'ardeur du soleil fait éclore et faner en un jour, elles perdent de bonne heure la faculté de procréer et passent subitement de leur aurore à leur déclin.

Ce désir précoce des jouissances sexuelles, commun aux deux sexes, produit leur énervation mutuelle, et fait que le nombre des enfants n'y est pas proportionnel au nombre des unions.

§ II.

Le temps pendant lequel les règles doivent paraître peut aussi être abrégé par certaines circonstances accidentelles : un état maladif par exemple.

C'est ainsi que je vois fréquemment ici une dame, aujourd'hui âgée de cinquante ans, qui depuis plus de dix ans a complétement cessé de voir. Cependant n'ayant été réglée qu'à quinze ans, elle aurait dû croire que ses règles ne se seraient arrêtées que vers quarante-cinq. Mais à trente-huit elle eut une fluxion de poitrine qui nécessita de fréquentes saignées, et dès ce moment, quoi qu'on fît plus tard pour rappeler ses règles, elles ne reparurent pas, et pourtant elle n'a jamais été malade ni même incommodée depuis.

Enfin, en précisant autant que possible le moment où les règles cessent ordinairement de paraître, je ne prétends pas que ce terme ne puisse pas être porté beaucoup au-delà.

Les auteurs citent, en effet, des exemples de femmes qui ont été réglées jusqu'à soixante et même soixante-dix ans, et parmi lesquelles plusieurs sont devenues mères à cet âge avancé.

Mais ce sont là de très-rares exceptions qui ne détruisent pas le principe et n'infirment en rien les données sur lesquelles ce principe se trouve établi.

Si donc nous résumons tout ce que je viens de dire sur l'époque à laquelle les règles cessent ordinairement, et sur la durée de cette perte naturelle, nous voyons :

Que cette époque arrive : 1° plus tôt dans les pays chauds que dans les froids et tempérés ; 2° chez les femmes sanguines que chez celles qui sont nerveuses ; 3° enfin chez les femmes de la campagne ou qui mènent une vie simple, adonnées à des travaux manuels, que pour les femmes des grandes villes, particulièrement celles qui vivent dans l'opulence et dont le système nerveux est constamment tenu en éveil par les raffinements d'une vie de luxe et de plaisirs.

De ce qui précède il résulte que si le temps moyen de la durée de la menstruation est de trente ans, il n'est souvent que de vingt-cinq à vingt-huit pour les femmes des pays chauds, celles d'un tempérament sanguin, les habitantes des campagnes, et qu'il dépasse ordinairement trente-deux et va souvent à trente-cinq, dans les pays froids et tempérés, chez les femmes nerveuses, qui mènent une vie agitée au sein des grandes villes.

Ce qui est aussi d'observation journalière, c'est que de même que les jeunes filles sont souvent réglées à l'âge où l'ont été leur mère, de même aussi beaucoup de femmes cessent de *voir* à peu près à l'époque où la menstruation s'est arrêtée chez leur mère.

Ce fait sert souvent à faire prévoir si un retard, survenant à l'époque ordinaire, est accidentel ou le prélude d'une cessation naturelle, ainsi que le prouve l'observation suivante.

Une dame de trente-cinq ans, habitant ordinairement Dijon, vint, en 1848, me consulter pour des pertes sanguines qu'elle éprouvait depuis plus d'une année et qui se répétaient tantôt tous les quinze jours, d'autres fois tous les mois, mais sans régularité.

Ne sachant à quoi les attribuer, elle consulta plusieurs médecins qui varièrent d'opinion sur l'origine ou la cause de ces pertes, les attribuant les uns à un abaissement de l'utérus, qu'elle avait ressenti à la suite d'une première couche, d'autres à une affection organique.

L'ayant examinée attentivement et ne trouvant rien qui pût justifier l'opinion des médecins qu'elle avait consultés avant moi, j'eus l'idée de lui demander à quelle époque sa mère avait cessé de *voir*, elle me répondit que c'était à peu près à l'âge qu'elle avait actuellement, elle ajouta même qu'une de ses tantes, propre sœur de sa mère avait aussi cessé de *voir* de très-bonne heure.

Avertie par ces renseignements, je crus devoir la rassurer en lui déclarant que ses pertes irrégulières n'étaient probablement que les signes précurseurs de son retour d'âge. Elle eut quelque peine à me croire, mais quatre ans après notre entrevue, elle vint me revoir et me dit que les choses s'étaient passées comme je le lui avais prédit, et qu'aujourd'hui (elle avait quarante ans) elle ne *voyait* plus du tout et jouissait d'une santé parfaite.

Depuis j'ai eu occasion de rencontrer plusieurs personnes dans le même cas, ce qui me fait un devoir de recommander aux femmes arrivées à l'époque habituellement fixée au retour d'âge de s'informer de la position dans laquelle se sont trouvées leurs mères dans ce moment.

Elles trouveront souvent dans cette indication le moyen de se rendre compte de leur état, et de se conformer bien entendu, aux précautions qu'il exige et que je vais exposer.

CHAPITRE II.

Des signes auxquels on reconnaît que la cessation naturelle des règles va avoir lieu, et des modifications qui, à cette époque, se font remarquer dans la constitution de la femme, tant au physique qu'au moral.

§ 1er.

La nature qui, en toute chose, agit avec prévoyance et met toujours dans sa marche une sage mesure, n'a pas voulu que la fonction en vertu de laquelle la femme peut devenir mère, cessât tout à coup.

La cessation de cette fonction s'annonce en effet par des signes qu'il est très-important de connaître, de la part des personnes de l'art, pour éviter de commettre des erreurs dans les avis qu'on vient réclamer d'elles; de la part des femmes, pour qu'elles sachent à quoi s'en tenir sur leur position et se conformer aux précautions que cette position nécessite.

Il faut ici une extrême attention : les fautes journellement commises sur ce point en sont une preuve malheureusement incontestable.

Combien de fois, en effet, n'est-il pas arrivé de prendre la cessation naturelle des règles pour un signe de grossesse ou pour tout autre suppression accidentelle ?

Et, par contre, combien de fois aussi n'a-t-on pas, à l'apparition isolée d'un des signes qui annoncent ordinairement cette cessation, cru à une suppression naturelle, définitive, tandis qu'on avait affaire à tout autre chose ?

Le plus habituellement, pour ne pas dire toujours, la cessation des règles ne se fait pas d'une manière subite, à moins qu'elle n'ait lieu par suite d'un accident, comme une frayeur, une chûte, une grande maladie, un évènement malheureux.

Mais depuis longtomps la nature avait

averti la femme du changement qui va s'opérer en elle, par une diminution plus marquée dans l'évacuation menstruelle, et surtout par les irrégularités de son apparition.

Une des premières choses donc qui surviennent, lorsque les règles sont sur le point de disparaître, c'est qu'elles sont irrégulières dans leur apparition, soit pour l'époque, soit pour la durée, soit pour la quantité surtout, sans que la personne en soit sensiblement incommodée.

De telle sorte que du moment où les règles se dérangent chez une femme qui a passé la quarantaine, et d'ailleurs bien portante, il est rare qu'elles reparaissent ensuite d'une manière régulière : elles diminuent toujours de plus en plus au contraire jusqu'au moment où elles cessent sans retour.

Quelquefois les règles reviennent tous les quinze jours, d'autres fois elles sont plusieurs mois sans paraître ; souvent, après avoir paru deux ou trois fois peu abondantes, elles se présentent sous l'apparence d'une véritable perte. Cette perte est fréquemment suivie d'un écoulement blanc qui disparaît ordinairement dans un temps assez court, mais qui, quelquefois, remplace les règles plusieurs années, et peut même durer toute la vie si on ne cherche pas à s'en débarrasser prudemment.

A ces signes tirés de la menstruation en elle-même viennent s'en joindre d'autres qui frappent toute l'organisation.

A ce moment en effet les femmes éprouvent pour la plupart des feux, des bouffées de chaleur qui se succèdent et reviennent plusieurs fois dans la journée. Elles sont plus mal après le repas, elles étouffent, même dans une pièce médiocrement chauffée, au milieu des assemblées, dans leur lit. La nuit elles sont agitées et ont des rêves pénibles.

Les sympathies qui existent entre l'organe qui va se trouver privé de son principal attribut et l'estomac sont aussi mises en jeu comme dans la grossesse : de là des pesanteurs, des douleurs même dans le creux de l'estomac, des envies de vomir, même des vomissements, des coliques et assez souvent aussi des douleurs dans les reins, les aines et dans d'autres parties du ventre.

C'est aussi en vertu de la sympathie qui unit étroitement la matrice et les seins que plusieurs femmes éprouvent dans ces derniers organes des sensations qui vont quelquefois jusqu'à la douleur.

J'ai connu une dame qui ayant été plusieurs fois mère et ayant nourri plusieurs enfants a vu, aux premiers signes de son âge de retour, ses seins prendre tout à coup un développement et une fermeté qu'ils avaient depuis longtemps perdus. Elle en fut d'abord effrayée, mais elle se rassura sur les explications que je lui donnai à ce sujet, et sur la citation que je lui fis de plusieurs exemples se rapportant à sa position.

J'a dit que le plus habituellement la cessation des règles ne se fait pas d'une manière subite : cela arrive cependant quelquefois, même sans cause apparente ou appréciable.

Comment alors distinguer cette cessation de la suppression qui est le fait de la grossesse ?

D'abord en pensant qu'on est d'autant plus autorisé à croire qu'une femme n'est pas enceinte qu'elle approche davantage du moment propre à l'âge critique, ensuite parce que dans la cessation naturelle des règles les traits de la face ne s'altèrent pas comme cela a presque toujours lieu dans le commencement de la grossesse ; on n'éprouve pas non plus cette perversion du goût qui porte beaucoup de femmes nouvellement enceintes à manger des substances acides, même du charbon, de la terre, de la craie.

Si au moment où les règles veulent cesser de paraître on voit chez beaucoup de femmes le ventre augmenter de volume ; cette augmentation ne suit pas la même marche que dans la grossesse.

Dans le premier cas elle est générale, tandis

que dans la grossesse elle est précédée d'un aplatissement prononcé de la partie qui est directement au-dessous du nombril.

Enfin l'absence de mouvements dans le ventre après quatre mois révolus ne laisse presque plus de doute sur la cause de la disparition des règles, et doit faire admettre qu'elle est le résultat de leur cessation irrévocable.

Ainsi donc, comme je l'ai dit dans mon *Manuel de la jeune Mère*, la première chose que doit faire une femme dont les règles se suppriment tout à coup, et qui veut savoir si c'est par l'effet d'une grossesse, c'est de chercher à savoir si cette suppression ne pourrait pas être attribuée à une autre cause.

Si elle arrive subitement chez une femme qui se portait bien auparavant, qui continue à bien se porter, et qui, peu de temps avant, a eu des rapports conjugaux, surtout immédiatement après ses règles, circonstance plus importante à noter qu'on ne le fait communément ; si en outre la femme a déjà eu des enfants et qu'elle éprouve ce qu'elle a déjà ressenti en pareille occasion, il est très-probable qu'elle est enceinte.

Dans le cas contraire, surtout si elle a passé la quarantaine, elle est fondée à croire qu'elle entre dans son âge de retour.

Dans les cas douteux, et où le doute peut avoir des conséquences de quelque importance, il est toujours prudent de consulter une personne de l'art, surtout une personne versée dans la pratique des accouchements, parce qu'elle seule peut analyser les signes propres aux deux états dont il est question : l'observation suivante en est une preuve.

Une dame des environs de Paris, âgée de quarante-deux à quarante-trois ans, d'une forte constitution et habituellement bien réglée, perd son mari à la suite d'un accident qui le frappe subitement.

Ses règles avaient paru une quinzaine de jours avant l'accident qui l'avait rendue veuve, mais à l'époque accoutumée, ni à la seconde époque, ni même à la troisième, elles ne reparurent pas.

Comme, pendant tout ce temps, elle avait éprouvé de violents maux de tête, des dégoûts, des envies de vomir, et surtout comme elle était tombée dans un grand abattement, on n'hésita pas à regarder son état comme la conséquence du chagrin qu'elle éprouvait de la perte de son mari qu'elle aimait tendrement.

Aussi lui conseilla-t-on de chercher à rappeler ses règles par les moyens usités en pareil cas, et de se distraire en se rendant dans sa famille qui se trouvait alors à plus de deux cents lieues d'elle.

Avant de se rendre à cet avis, elle eut la bonne pensée de venir me consulter. Après quelques minutes d'entretien j'eus l'idée qu'elle pourrait bien être enceinte, et le toucher transforma ce pressentiment en certitude. Je la détournai dès-lors du voyage projeté, qui ne pouvait être que dangereux pour elle, surtout dans la mauvaise saison où nous nous trouvions alors.

Elle se rendit à mon avis, et moins de sept mois après elle accoucha heureusement d'un enfant à la naissance duquel se rattachaient de grands intérêts. Notons bien cela.

Quant au moyen de distinguer l'abondance que les règles prennent quelquefois tout à coup chez les femmes qui veulent perdre, des hémorrhagies occasionnées par d'autres causes, on les trouve dans l'appréciation attentive de toutes les circonstances au milieu desquelles cette perte de sang a lieu. Ainsi, par exemple :

Si elle a été précédée de douleurs aiguës dans le bas-ventre ;

Si à la suite des couches on a eu lieu de soupçonner une descente de la matrice ;

Si, de ce côté, on a éprouvé de véritables élancements ;

Si enfin au sang se trouvent mêlées des matières floconneuses d'un blanc grisâtre, on peut craindre que cette perte soit plutôt le signe d'une maladie organique de la matrice que le prélude de l'âge critique, ainsi que le démontre le fait suivant :

Madame B., habitant habituellement Lyon, vint en 1850 me consulter pour des pertes qu'elle éprouvait à des intervalles irréguliers, mais qui coïncidaient néanmoins assez souvent avec l'époque présumée de ses règles.

Cette dame avait alors quarante-quatre ans. Ses pertes étaient fréquemment précédées d'un sentiment de pesanteur et de tiraillement dans le bas-ventre et de violentes douleurs dans les reins. Plusieurs fois elle avait remarqué que le sang qu'elle rendait contenait des filaments ressemblant assez à des débris d'un corps organisé.

Les personnes qu'elle avait consultées ne donnèrent pas une grande attention à son état qu'elles regardèrent comme la conséquence de son âge de retour et l'engagèrent à prendre patience. Ce fut alors qu'effrayée par ses pertes que rien ne pouvait arrêter, elle se décida à venir me consulter.

Ayant appris d'elle qu'elle avait été réglée très-tard et que jusqu'à quarante-trois ans elle avait toujours joui d'une excellente santé, je lui proposai de la toucher. Elle y consentit; et à notre grand étonnement je reconnus de suite la présence d'un polype assez gros pour occuper une grande partie du canal vulvo-utérin. Je l'engageai à le faire enlever : ce à quoi elle se décida..

Deux mois après l'opération ses règles reparurent et ne cessèrent définitivement que plusieurs années plus tard, sans que sa santé en ait été sensiblement altérée.

§ II.

Si la cessation des règles se reconnaît à des signes qui lui sont propres et que je viens d'exposer avec quelques détails, il ne faut pas croire que les changements que font subir à la femme les phénomènes dont ces signes sont l'expression soient les seuls qui se fassent alors remarquer dans sa constitution.

L'ensemble de cette constitution éprouve alors des modifications qui ne frappent pas seulement sur l'apparence extérieure de son corps, mais qui soumettent à d'autres lois divers actes de sa vie et impriment même une nouvelle direction à ses facultés intellectuelles et morales, c'est-à-dire à ses pensées, à ses sentiments.

Dès ce moment en effet la femme ne vit plus pour l'espèce : elle rentre dans la vie individuelle d'où l'avait tirée l'apparition de l'évacuation menstruelle à laquelle elle a été (terme moyen) trente ans soumise.

La vie toute particulière dont les organes de la reproduction était le siége se porte alors sur ceux de ses organes qui ont pour but la nourriture du corps.

C'est ainsi que la sensibilité de la peau se trouve augmentée parce que la circulation du sang y devient plus active ; aussi présente-t-elle une couleur rosée, surtout au visage. Le cœur, devenu momentanément plus irritable, communique au sang une impulsion plus énergique qui donne au pouls de la force et de la fréquence.

En même temps la nutrition, devenue tout à coup plus active, détermine dans les tissus extérieurs une fermeté qui n'existait plus depuis quelque temps et qui simule l'éclat de la jeunesse. C'est sans doute ce qui a fait nommer ce moment l'*âge de retour*.

On voit en effet des femmes qui jusque-là n'avaient été que jolies et qui deviennent alors véritablement belles par cette raison que ce que les traits ont pu perdre en finesse ils le gagnent en distinction.

Mais ces avantages ne sont pas toujours durables. Les fluides blancs en devenant plus abondants donnent aux formes plus de rondeur, et beaucoup de femmes acquièrent alors un embonpoint que rien ne faisait présager. Par une heureuse compensation, si la voix perd de son moëlleux, elle gagne de la force et de l'éclat. Le regard lui-même devient plus fixe et dénote toute la maturité de l'intelligence.

Ce n'est pas seulement sur le physique que se fait sentir l'âge critique : le moral en éprouve aussi les effets. La femme alors, sans renoncer au besoin dominant de notre sexe qui est de plaire, commence cependant à attacher moins d'importance aux petits détails de coquetterie qui l'occupèrent tant naguère, et sent le besoin d'attirer les regards et de fixer l'attention par les qualités solides de l'esprit. Elle choisit plus aisément les objets de son affection dans l'un et l'autre sexe. Elle acquiert un degré d'indulgence qui la porte à excuser ce qui quelques années avant, aurait été pour elle l'objet de la critique la plus amère.

Elle aime et protége l'inexpérience, se plaît à l'instruire et à la diriger en lui transmettant ce que l'habitude du monde lui a appris. Celles qui ont vécu dans le célibat ne peuvent résister au besoin de porter leur affection sur les enfants d'autrui.

Bien plus, leurs pensées, n'étant plus autant dominées par l'influence quelquefois si tyrannique des sens, se régularisent et s'accroissent de l'énergie qui vient d'abandonner les organes que la nature rejette dans la vie commune. Aussi les femmes jouissent-elles alors de cette profondeur de vues, de cette facilité d'esprit et de cette précision de jugement qui leur assurent encore le premier rang dans la société et ne commandent pas moins l'admiration qu'ils n'imposent le respect.

La femme n'a donc pas tant changé qu'on puisse dire qu'une fois arrivée à l'âge critique elle perd les goûts et les qualités de son sexe. Non, je le répète, elle est toujours femme, c'est-à-dire un être fait pour aimer et qui accepte d'avance toutes les charges, toutes les peines attachées à ce sentiment.

Cependant, il faut le reconnaître, toutes ne se voient pas dans cette position sans faire un retour sur elles-mêmes. Il en est malheureusement qui, éprouvant d'amers regrets, ne reconnaissent pas sans tourments les torts que l'impitoyable temps va faire à leur empire.

Toutes, celles surtout qui attachaient beaucoup d'importance à leur beauté et aux jouissances de toute nature qu'elle leur procurait, reconnaissant que leurs charmes pourraient bien s'évanouir, deviennent inquiètes, irritables, jalouses : il semble qu'elles cherchent à se venger sur tous ceux qui les environnent des menaces du temps et des chagrins qu'il va leur causer.

L'avenir même les inquiète : leur imagination frappée n'y entrevoit qu'une longue suite de maux inévitables : ces terreurs imaginaires, ces regrets amers les rendent tristes, moroses et taciturnes.

Mais il n'en est pas qui soient plus malheureuses et plus à plaindre que celles qui, arrivées à leur retour d'âge, se laissent encore dominer par les derniers feux. On en voit qui longtemps après la cessation complète de leurs règles, ressentent encore chaque mois une chaleur dans le bas-ventre, une pesanteur dans les reins avec divers autres symptômes dont la menstruation véritable est accompagnée.

Cette funeste disposition se rencontre surtout chez les femmes du grand monde dont les sensations sont constamment excitées par le luxe et le raffinement des habitudes sociales au milieu desquelles elles vivent et dont elles sont, souvent malgré elles, obligées de supporter le joug.

Je connais et voit fréquemment une dame aujourd'hui âgée de cinquante ans, que son talent exceptionnel comme musicienne a forcée de vivre depuis plus de trente ans dans la haute société, qui bien qu'ayant cessé de voir à quarante-cinq ans environ, n'en éprouve pas moins depuis cinq ans à peu près, tous les mois, la plupart des signes qui lui annonçaient autrefois que ses règles allaient arriver; mais à ces signes se joint un état nerveux des plus pénibles, qui constitue pour elle une véritable maladie périodique.

De toutes les causes propres à accélérer chez les jeunes filles l'éruption des règles, et à prolonger leur durée au-delà de l'âge ordinaire, il n'en est point en effet de plus prononcée que la culture habituelle de la musique.

L'état continuel d'excitation dans lequel cette étude tient incessamment le système nerveux, les tendres émotions qu'elle suscite, les formes séduisantes dont la musique enveloppe les sujets les plus frivoles, surtout chez les personnes qui s'y adonnent avec le goût et le sentiment convenables, expliquent facilement d'une part l'extrême précocité, d'autre part le retard que je signale ici :

J'ai connu une jeune fille, premier prix de l'Académie impériale de musique, qui avait été réglée à douze ans, et je connais plusieurs virtuoses distinguées, entre autres une de nos premières pianistes de Paris, qui à quarante-huit ans sont encore parfaitement réglées.

DEUXIÈME PARTIE.

DES MALADIES AUXQUELLES LES FEMMES SONT EXPOSÉES A L'AGE CRITIQUE.

CHAPITRE Ier.

Des maladies générales propres à l'âge critique.

Quand on ne ferait qu'un simple examen superficiel des nombreuses maladies que les médecins dans les traités généraux de médecine, reconnaissent pour être occasionnées par la suppression des règles, dans le moment où elles sont établies, on devrait déjà pressentir que leur cessation complète, même chez les femmes les mieux organisées et les mieux portantes, ne peut avoir lieu sans jeter un grand trouble dans toute l'économie.

Comment se peut-il alors que des médecins aient été jusqu'à nier les dangers attachés à cette cessation ? Les faits parlaient cependant assez d'eux-mêmes, mais le désir de la controverse, l'envie de se singulariser, sont quelquefois si prononcés, pour certaines personnes, qu'elles sacrifient tout à ce désir, à cette envie, tout jusqu'à la vérité la plus incontestable.

Le seul fait un peu spécieux que puissent invoquer ces personnes en faveur de leur opinion, est celui-ci : à savoir qu'il ne meurt pas plus de femmes pendant les dix années, dans le cours desquelles les règles cessent ordinairement chez la plupart.

Mais, comme je l'ai déjà dit dans l'avant-propos de cet ouvrage, de même qu'il n'est pas absolument nécessaire qu'une maladie soit toujours mortelle pour qu'on soit en droit de la considérer comme dangereuse, de même la cessation des règles peut jeter un grand trouble dans la santé de beaucoup de femmes, sans augmenter de beaucoup le nombre des décès propres à cet âge. C'est la quantité des malades qu'il faudrait faire connaître et non pas le nombre de celles qui succombent.

D'ailleurs, je le répète, c'est dans les dix années qui suivent la période habituelle à la cessation des règles, bien plus que dans cette période même, que doivent succomber les femmes qui ont éprouvé la pénible secousse qui lui est propre, c'est-à-dire de cinquante ans à soixante; et c'est précisément alors que la mortalité est plus grande pour nous. Ceci dit, démontré et accepté comme chose incontestable, voyons quelles sont ces maladies.

Les maladies occasionnées par la cessation des règles, ou, en d'autres termes, les maladies propres à l'âge critique peuvent être divisées en deux ordres suivant qu'elles frappent, soit sur l'ensemble de la constitution, ou sur des organes étrangers à ceux qui ont pour but la reproduction de l'espèce, soit bien souvent sur ces derniers eux-mêmes, ou sur ceux qui ont avec eux des rapports intimes.

De là leur division naturelle en maladies *générales* et maladies *spéciales*. Étudions d'abord les premières.

§ Ier.

Maladies inflammatoires.

Affections de poitrine. — Le sang étant reconnu par tous les médecins, depuis ceux des temps reculés jusqu'à ceux de notre époque, comme l'agent principal, sinon l'agent unique de toute inflammation, il est naturel et logique de penser que, du moment où il se détourne de ses voies naturelles, il peut se porter sur une partie quelconque et la disposer à devenir le siége d'une inflammation. Ce que le raisonnement fait pressentir, l'expérience le démontre.

En effet, dès le moment où les règles commencent à diminuer dans la quantité de sang qu'elles donnaient ordinairement, les femmes éprouvent un sentiment de plénitude extraordinaire, ainsi que je l'ai déjà dit en parlant des signes qui annoncent l'arrivée de l'âge critique, des bouffées de chaleur, des maux de tête souvent accompagnées de tintements d'oreilles, de trouble dans la vue, et surtout d'une grande élévation dans le pouls.

Or, que dans ce moment la personne s'expose à un refroidissement quelconque, comme à un courant d'air, qu'elle mette ses mains à l'eau froide, surtout si elle n'y est pas habituée, n'est-il pas non-seulement à craindre, mais à peu près certain que le sang se portant chez elle à la gorge ou même à la poitrine, occasionnera soit ce que l'on nomme une *angine* ou mal de gorge, soit même une *pleurésie* ou fluxion de poitrine. En voici une preuve.

Dans le courant du mois de juillet de 1858, je fus consultée par une dame de ma connaissance pour des étouffements, des chaleurs insolites qu'elle éprouvait depuis plusieurs mois.

L'ayant questionnée sur l'état dans lequel

elle se trouvait relativement à sès règles, elle me dit que depuis quelque temps elles avaient diminué non-seulement dans leur quantité, mais encore dans leur durée, et que leur apparition s'éloignait ou se rapprochait, de telle sorte qu'elles apparaissaient souvent au moment où elles s'y attendait le moins.

A ces renseignements, aidés par la certitude dans laquelle j'étais qu'elle pouvait avoir quarante-deux ou quarante-trois ans, bien qu'elle n'en avouât que trente-huit, je cru pouvoir lui prédire qu'elle arrivait très-probablement à son âge critique.

Mais par un sentiment de vanité ou de coqnetterie bien déplacé assurément quand il s'agit d'une affaire aussi importante que la santé, et surtout de femme à femme, elle rejeta bien loin d'elle cette opinion et ne tint aucun compte des conseils que je lui donnaï.

Quelques jours s'étaient à peine écoulés que je fus priée de passer chez elle. Je la trouvai haletante, extrêmement rouge de figure et tellement oppressée de la poitrine qu'elle pouvait à peine parler.

Son pouls était plein, serré, fréquent, ses yeux rouges et larmoyants, sa respiration courte et saccadée. Bien qu'aucun point de côté ne se fût encore prononcé, je reconnus néanmoins de suite qu'elle était menacée d'une fluxion de poitrine, évidemment due à quelque imprudence.

Je m'empressai dès lors de lui pratiquer une large saignée au bras, je lui fis appliquer des cataplasmes synapisés aux cuisses, et je prescrivis une diète absolue, sauf quelques tasses de bouillon de poulet très-léger et plusieurs verres de tisane pectorale faite avec la fleur de mauve, la violette et le bouillon-blanc.

Le lendemain un peu de sang ayant paru dans les crachats, j'engageai à faire venir un médecin qui non-seulement fut de mon avis sur la nature de la maladie, mais qui approuva de tous points ce que j'avais fait avant son arrivée, et jugea même convenable de répéter deux fois la saignée dont j'avais dès le début jugé l'emploi nécessaire.

Grâce à ce traitement actif, notre malade fut rétablie en un mois.

A quoi devait-elle attribuer cet accident qui avait failli lui être funeste? tout simplement à un bain froid qu'elle avait eu l'imprudence de prendre, malgré mon avis, deux jours après l'entrevue que nous avions eue chez moi, et la veille même de l'invasion du mal pour lequel elle m'avait fait appeler.

Supposons maintenant, et cela est malheureusement très-commun, que cet accident fût arrivé à une personne dont la poitrine fût depuis longtemps attaquée, il est dès lors facile de prévoir quel ravage le mal aurait fait dans cette poitrine..

Aussi la plupart des personnes poitrinaires voient-elles tout à coup leur mal, qui avait été en grande partie suspendu tout le temps qu'avaient duré leurs règles, prendre au moment de leur retour d'âge un nouveau caractère et marcher avec une effrayante rapidité vers une terminaison funeste.

Crachemement de sang. — Très-souvent le sang, au lieu de se fixer sur une partie et y déterminer un engorgement d'où peut naître une inflammation, prend son cours vers un point d'où il s'échappe parfois avec assez d'abondance.

C'est ainsi qu'ont très-souvent lieu des crachements, des vomissements de sang. On trouve aussi dans les auteurs plusieurs exemples de femmes chez lesquelles les règles, à l'époque ordinaire de leur cessation, avaient été remplacées par une perte de même nature et périodique comme elles par les urines et par le fondement.

Ces pertes sanguines ne sont pas ordinairement de longue durée, mais elles n'en doivent pas moins fixer l'attention, parce qu'elles peuvent se prolonger et qu'en se prolongeant non seulement elles jettent dans une faiblesse dont on a quelquefois de la peine à se relever, mais encore parce qu'elles peuvent devenir habituelles et constituer de graves infirmités.

Palpitations, — Une affection très-fréquente aussi à l'époque qui nous occupe, c'est celle qui se révèle par des palpitations du cœur, des essoufflements continuels et qu'on nomme *anévrisme*.

Souvent les palpitations sont purement nerveuses, et alors elles se modifient à la longue, et finissent par disparaître ; mais souvent aussi elles sont la suite d'une disposition tout à fait organique, et dans ce cas elles exigent un traitement actif.

Sans ce traitement, dont les saignées et les préparations dans lesquelles se trouvent les substances qui poussent aux urines, comme on le dit communément, mais surtout celles dans lesquelles entre la digitale, le sang peut tout à coup être chassé avec trop de force vers le cerveau, et occasionner une attaque d'apoplexie, et par suite une véritable paralysie.

Les auteurs rapportent plusieurs cas de cette nature. Pour mon compte personnel, je n'en connais qu'un seul exemple, que je rapporte sommairement, c'est celui d'une dame du faubourg Saint-Jacques qui, pendant toute sa vie, avait été sujette à des étouffements et des palpitations.

Comme cette dame avait beaucoup d'embonpoint, elle était obligée de se faire fréquemment saigner. Arrivée à son âge de retour, elle consulta une personne qui lui persuada que si elle continuait à se faire saigner, elle en éprouverait le besoin à toutes les époques qui corresponderaient à celles de ses mois.

Ayant eu l'imprudence d'ajouter foi à ce raisonnement erroné, elle ne prit aucune précaution contre la cessation de ses règles, aussi dès qu'elles éprouvèrent ce retard qui précède souvent leur cessation complète, elle vit ses palpitations redoubler.

On lui fit alors sentir que cet état ne serait que passager et n'offrait aucun danger. Après plusieurs alternatives de règles tantôt abondantes, tantôt presque nulles, elles disparurent entièrement; mais elle éprouva plus que jamais les étouffements et les palpitations auxquels elle avait été sujette, enfin de violents maux de tête ; elle sentit tout à coup un engourdissement dans tout le bras gauche, et reconnut, mais trop tard, que ce bras était tout à fait paralysé.

Éruptions à la peau. — Le sang, au lieu de se fixer sur les organes intérieurs se porte très-souvent aussi sur la surface du corps, principalement au visage; de là cet état bourgeonné de la figure qui, abandonné à lui-même, dégénère fréquemment en véritable *couperose;* de là cette rougeur des yeux qui fait le désespoir de tant de femmes; de là ces dartres, dont le moindre inconvénient est une démangeaison continuelle, un prurit incessant.

Ces affections, surtout communes chez les personnes qui ont un sang âcre, chez les femmes d'un tempérament bilieux, survenant au moment de l'âge critique, sont souvent très-tenaces et ne cèdent qu'à un traitement énergique.

Ce traitement consiste surtout en une nourriture légère, des bains de son d'abord, puis des lotions sulfureuses. On est même souvent obligé de conseiller l'application d'un vésicatoire ou mieux d'un cautère et des purgatifs répétés.

C'est le traitement qu'emploie le plus ordinairement un médecin qui s'occupe spécialement des maladies de la peau, et dont je réclame souvent les bons avis pour les cas de la nature de ceux dont il est ici question.

Rhumatisme. — Les diverses maladies généralement désignées sous le nom de rhumatismes, comme les douleurs prolongées dans les membres, dans les jointures, qui reviennent et disparaissent au moindre changement de température et prennent souvent une douloureuse et pénible fixité dans certaines articulations comme à la hanche, par exemple, au genou, à l'épaule, sont aussi très-communes au moment de l'âge critique.

Les femmes qui ont beaucoup travaillé debout, celles qui ont eu fréquemment les mains dans l'eau froide ou qui ont habité des lieux bas et humides, y sont naturellement plus exposées puisque ce sont là les causes les plus habituelles de ces sortes de maladies.

J'ai vu des personnes affectées de rhumatisme dus à la cause qui nous occupe en souffrir horriblement.

Je connais entre autre la femme d'un ancien avoué, d'ailleurs forte et d'une bonne constitution, qui, depuis qu'elle a cessé de *voir* a éprouvé dans une hanche et tout le membre de ce côté une horrible douleur et un engourdissement contre lesquels tout à échoué.

Aujourd'hui la douleur et la raideur du membre sont telles que non-seulement elle marche avec une grande difficulté, mais que le moindre mouvement lui est souvent très-douloureux.

Ce qu'il y a de remarquable dans la position de cette dame, c'est que cette affection, qui tient du rhumatisme et de la sciatique, est survenue tout à fait en dehors des causes sous l'influence desquelles elles survivent ordinairement, car elle a toujours habité un logement sec, sain, aéré, n'a jamais pris que la peine que prend une bonne femme de ménage, a toujours tenu une conduite régulière et n'a jamais fait de grave maladie.

§ II.

Maladies nerveuses.

Si le sang est l'agent irrécusable de tous les troubles, de tous les désordres qui peuvent survenir dans la santé des femmes parvenues à l'âge critique, il peut néanmoins aussi survenir dans ce moment plusieurs maladies dont le caractère, au lieu d'être inflammatoire, est tout nerveux.

Ceci s'explique parfaitement par les liens intimes que nous avons dit unir le cerveau, qui est le centre du système nerveux, aux organes de la reproduction et se démontrerait au besoin par la morosité, la bizarrerie de caractère, l'état capricieux qui s'emparent tout à coup de beaucoup de femmes dans cette période de leur vie.

Migraine. — La migraine est sans contredit la plus commune, si elle n'est pas la plus grave des maladies de cet ordre.

Je ne perdrai pas ici un temps précieux à la décrire; il n'est pas une femme qui, à une époque quelconque, n'en ait plus ou moins ressenti les effets. J'en ai vu plusieurs chez lesquelles cette inquiétante maladie avait remplacé les règles d'une manière si complète qu'elle survenait tous les mois, d'autres fois tous les quinze jours avec une telle régularité que son arrivée était prévue la veille même.

C'est le cas dans lequel se trouve actuellement une dame que j'ai assistée plusieurs fois dans ses couches, et qui au moindre dérangement de ses règles était sujette à des migraines qui résistaient à tous les moyens qu'on pouvait employer et ne disparaissaient que lorsque les choses rentraient dans leur état normal. Je l'ai vue souffrir pendant tout l'intervalle qui séparait deux menstruations, c'est-à-dire pendant un mois. Il y a deux ans environ qu'elle est entrée dans son âge critique ; depuis ce moment chaque mois, à des époques qui ne varient que de deux ou au plus trois jours, elle éprouve de violents maux de tête accompagnés d'une telle irritabilité de l'estomac qu'elle ne peut prendre aucun aliment. En même temps sa vue s'est beaucoup affaiblie et ses cheveux ont totalement blanchi.

Comme ces migraines, bien que très-pénibles, ne durent le plus ordinairement qu'un, deux ou trois jours au plus, on s'en remet généralement au temps du soin de les guérir ;

mais il n'en est pas de même de certains autres états nerveux, comme l'*hypocondrie* et l'*hystérie*, assez fréquentes aussi à l'époque du retour d'âge.

Vapeurs. — La première de ces deux maladies, qu'on connaît et qu'on désigne plus communément sous les noms de *mélancolie*, d'*humeur noire*, ou tout simplement de *vapeurs*, affectent surtout les femmes éminemment nerveuses, impressionnables, qui regrettent le temps passé et ne peuvent se faire à l'idée d'être obligées de renoncer aux jouissances du jeune âge, à la pensée de ne plus exercer l'empire inhérent à la beauté. On la voit aussi survenir chez des femmes qui ont vécu dans le célibat et qui, à cet âge marquant le terme des plaisirs bruyants de la vie, ne trouvent pas, comme celles qui sont devenues mères de famille, dans les soins d'un ménage et l'éducation de leurs enfants, une compensation aux pertes qu'elles ont faites.

Passion hystérique. — La seconde de ces

deux maladies, l'*hystérie*, qui n'est souvent que le premier degré de la fureur utérine, de l'*érotomanie* ou délire amoureux, puisqu'il faut appeler les choses par leur nom, est surtout le triste apanage des femmes qui, ayant abusé des plaisirs conjugaux, se laissent encore dominer par des feux mal éteints et se plaisent à vivre dans une sphère où leurs sens sont continuellement excités.

Cet état est bien plus grave que le premier, car, dans l'humeur noire, la femme souffre, il est vrai, mais, maîtresse d'elle-même, elle ne risque pas de se compromettre, tandis que dans l'hystérie elle peut aisément s'oublier et se livrer à des actes qui peuvent porter atteinte à son honneur ou altérer profondément sa santé. Je dis altérer profondément sa santé, car les moyens qu'elle croit devoir employer pour calmer son mal sont malheureusement les plus capables de l'entretenir et de l'aggraver. L'observation suivante ne prouve que trop la vérité de cette assertion.

Madame Th., née en Prusse, mais habitant la France dès sa plus tendre jeunesse, d'un tempérament sanguin et d'une force pour ainsi dire athlétique, adonnée aux plaisirs sexuels, mais mariée sans enfants, vit ses règles s'arrêter à quarante-deux ans. A dater de ce moment son caractère changea complètement : de douce, vive, enjouée qu'elle était, elle devint impressionnable, irascible, capricieuse, jalouse, mais surtout jalouse à l'excès. Son mari, qui l'aimait tendrement, ne négligea rien de ce qui pouvait la calmer, et surtout la rassurer sur sa fidélité. Efforts inutiles, peines perdues, le mal s'aggravait par l'emploi même du remède, et il arriva à constituer un état hystérique des mieux caractérisés.

En effet au caractère irascible et capricieux de cette dame vinrent se joindre des démangeaisons continuelles vers les parties sexuelles, un sentiment habituel d'étouffement et cette sensation d'une boule qui remonte de l'estomac à la gorge où elle s'arrête, sensation que les auteurs donnent comme le signe irrécusable de cette pénible maladie. Sur ces entrefaites son mari ayant été forcé de s'absenter, elle donna un libre cours à son imagination par la lecture des romans les plus passionnés et eût la malheureuse idée de satisfaire ses désirs érotiques par des moyens illusoires et abusifs.

Dès ce moment la démangeaison qu'elle éprouvait du côté des parties sexuelles devint une véritable douleur, le bas-ventre se tuméfia par la présence continuelle des gaz qui se formaient dans l'intestin et une perte se déclara. C'est dans cette position qu'elle me fut amenée par son mari qui était venu la rejoindre après une absence d'une année.

Aux premières explications qui me furent données sur l'état de cette pauvre dame, et à sa vue seule, je me fis une idée exacte de son mal. Comme dans ce cas il fallait aller au plus pressé, je m'empressai de m'assurer de l'état de la matrice. Le résultat de cet examen fut la constatation d'un énorme gonflement de la lèvre inférieure et de plusieurs petites tâches d'un rouge brun qui simulaient parfaitement des écorchures. Le canal vulvo-utérin était d'ailleurs enflammé dans presque tout son trajet.

Madame Th*** fit d'abord quelques difficultés à m'avouer la cause de ce désordre, mais vaincue par l'évidence et rassurée par la promesse que je lui fis d'une prompte guérison, elle me fit les aveux les plus complets. Je lui conseillai le repos, de grands bains d'une à deux heures, des injections avec l'eau de guimauve et de têtes de pavots, une nourriture blanche, l'immersion plusieurs fois répétée des mains et des bras dans l'eau chaude, et comme condition essentielle de ne jamais rester seule.

Ce traitement, continué régulièrement pendant un mois environ, remédia aux accidents les plus graves et en définitif eut assez de succès pour que son mari pût l'emmener dans sa famille qui habitait, comme je l'ai dit, la Prusse. Qu'est-elle devenue? Je l'ignore puisque je n'ai plus eu de ses nouvelles ; mais éclairée par plusieurs autres exemples semblables j'ai toujours porté un jugement défavorable sur son état.

Folie proprement dite. — Quelque graves que puissent être les deux états nerveux que nous venons d'étudier sous le nom générique de *vapeurs* et qui, pris isolément, constituent l'hypocondrie et l'hystérie, il peut encore survenir à la cessation du flux menstruel un état plus fâcheux qui appartient au même ordre de maladies. C'est la folie proprement dite. Dans les deux états précédents, il y avait exagération dans les idées, perversion même dans les sentiments, mais ici il y a perte complète de la raison, c'est-à-dire absence du jugement, abnégation du libre arbitre.

Cette cruelle maladie, dont les tableaux d'admission aux maisons qui lui sont spécialement consacrées ne montrent que trop la fréquence à l'âge critique, attaque surtout les femmes qui ont vécu dans le célibat, ou qui plusieurs fois mères n'ont eu que les peines de la maternité sans en avoir eu les jouissances ; les femmes qui ont abusé de tout; celles dont l'imagination a été sans cesse excitée par les plaisirs, une vie de luxe, ou qui, élevées dans le grand monde et l'aisance, sont tombées tout à coup dans l'abandon et la misère.

Il est rare que la folie succédant à l'âge critique débute brusquement. Le plus ordinairement, aux premières irrégularités des règles ; le caractère des personnes qu'elle menace change et se revêt exclusivement de la forme la plus prononcée qu'il avait avant.

Ce caractère était-il gai? il devient turbulent et jovial ; était-il mesuré? il devient taciturne. Quelquefois cependant il change complétement de face. Mais bientôt les discours sont décousus, les actions ne semblent plus guidées par le jugement, des antipathies inexplicables se prononcent, le libre arbitre est perdu.

Je viens de dire qu'il est rare que la folie survenant comme conséquence ou suite de l'âge critique débute brusquement ; j'ai cependant trouvé dans les traités, d'ailleurs très-nombreux consacrés à cette maladie, des exemples qui prouveraient le contraire.

Là c'est une femme qui, ayant ses règles, les voit tout à coup se supprimer, à la suite d'une frayeur, d'une vive émotion, et perd la raison. Ici, c'est une femme qui, étant dans la même position, tombe à l'eau, reçoit un coup sur la tête, etc., et qui éprouve le même sort.

Mais ces cas appartiennent bien plutôt à la suppression brusque des règles qu'à leur cessation à l'époque ordinaire. Dans les cas que j'ai eu occasion de recueillir, tant par moi-même que par renseignements authentiques et détaillés, j'ai pu assigner une marche au désordre de l'intelligence, et presque toujours aussi j'ai reconnu que ce désordre avait eu ces signes avant-coureurs et n'était souvent qu'une exagération du caractère dominant.

Je suis allée tout récemment visiter dans une maison de santé une dame qui s'y trouve renfermée pour cause de folie bien et duement caractérisée. Plus je l'étudie et plus je reconnais que sa maladie n'est que l'expression exagérée, désordonnée si on veut, de son état mental habituel. Cet état n'est devenu véritablement maladif que depuis qu'elle a cessé de voir. Mais elle en portait évidemment le germe.

Le traitement de cette affligeante maladie a occupé des esprits trop haut placés dans le monde savant pour que je me permette la moindre réflexion à son sujet, je me contenterai seulement de recommander aux personnes qui entourent les femmes à caractère bizarre, à idées excentriques, entrant dans leur âge critique, de les traiter avec égard, avec douceur, de surveiller leurs actes moraux et de prendre toutes les précautions que le bon sens indique pour maintenir ces actes dans leur état normal.

Je vais souvent dans ce moment-ci chez une dame dont la femme de confiance, arrivée à son terme critique, a tout à coup pris un caractère si aigre, une antipathie, une aversion si prononcées pour les autres employés de la maison que quelque nécessaire qu'elle fût, et malgré les preuves de dévouement qu'elle n'a cessé de donner, elle eût infailliblement été renvoyée si je n'avais fait sentir à cette dame l'indulgence que réclamait sa position.

Mes conseils ont été d'autant mieux suivis que la femme de confiance a depuis longtemps toute l'affection de sa maîtresse, et que cette dernière, de quelques années moins âgée, commence à s'apercevoir qu'elle pourrait bien aussi avoir pour elle-même besoin de l'indulgence que je lui recommande.

CHAPITRE II.

Des maladies spéciales propres à l'âge critique.

Jusqu'à présent nous ne nous sommes occupés que des maladies que la cessation des règles peut occasionner en dehors des organes qui les fournissent, et que, par cela même qu'elles frappent plus particulièrement sur l'ensemble de l'économie, nous avons nommées maladies *générales ;* voyons maintenant celles qui ont directement leur siége dans les parties sexuelles elles-mêmes, en faisant observer toutefois que les unes et les autres peuvent se faire remarquer sur la même personne.

C'est ainsi que non-seulement les éruptions de la peau peuvent tout à fait survenir sur la poitrine, à la figure, aux bras, aux cuisses et à l'entrée des parties sexuelles, mais que la même personne peut éprouver de fortes palpitations, des étouffements et des pertes abondantes, une profonde mélancolie et un engorgement de la matrice, etc. En voici une preuve :

Dans le courant de l'année 1850, je fus consultée par une dame de quarante-six ans dont les règles avaient à peu près cessé de paraître depuis un an.

A dater de ce moment elle avait été en proie

à de violents maux de tête, qui alternaient avec une perte en blanc des plus abondantes. Quand l'un de ces états maladifs cessait ou s'amendait seulement, l'autre s'accroissait dans la même proportion, et s'il arrivait que tous deux ne se fissent que modérément ressentir, elle éprouvait d'horribles coliques et de pénibles pesanteurs dans le bas-ventre qui lui faisaient souvent regretter ses maux de tête et ses pertes.

Comme cette dame était forte et vigoureuse, qu'elle avait toujours été abondamment réglée, que dans le moment où elle me consultait, la figure était rouge et animée, son pouls large et plein, je ne vis pas d'autre conseil à lui donner que de se faire pratiquer une légère saignée au bras.

Ce conseil fut suivi et donna un soulagement marqué, mais qui ne fut pas de longue durée : trois mois après les choses en étaient venues au même point. Comme la position, quant à l'état général de la santé, n'avait pas changé non plus, je conseillai d'en venir au moyen déjà employé, auquel je fis joindre de grands bains, un régime peu stimulant.

Cette fois le succès fut plus durable, car je ne revis cette dame qu'un an environ après, et elle m'apprit qu'à dater de la deuxième saignée les maux de tête avaient insensiblement diminué pour disparaître tout à fait. La perte en blanc avait été plus tenace ; mais elle avait fini par céder.

Les cas analogues sont extrêmement fréquents; je ne cite celui-ci que parce que j'ai conservé des rapports avec la personne.

Je soigne dans ce moment même une dame chez laquelle une ulcération du col s'est déclarée sans cause réellement appréciable que la cessation de ses règles qui a eu lieu il y a six mois environ, et, depuis ce moment aussi, elle porte à la figure, au cou, jusque sur la poitrine une éruption boutonneuse qui, jusqu'à présent, a résisté à divers traitements.

Mais revenons à l'étude des maladies que l'âge critique peut occasionner sur les organes même que les règles abandonnent, ou pour mieux dire sur les organes de ce que les médecins appellent la vie de reproduction.

Pertes sanguines. — Nous savons qu'un des caractères propres à l'âge de retour est l'irrégularité des règles, non-seulement quant à l'époque de leur arrivée, mais encore quant à la quantité de sang qu'elles fournissent, et bien qu'on doive s'attendre à voir en quelques mois ces irrégularités faire place à un repos complet, il n'en faut pas moins surveiller leur marche et se conduire prudemment.

Si d'ailleurs cet état de choses se prolongeait au delà de deux ou trois années, il serait difficile et dangereux de croire que ce n'est toujours là qu'un état ordinaire; il y aurait lieu à soupçonner une maladie, quelquefois même une maladie grave, ce dont il serait nécessaire de s'assurer, même bien plus tôt, et sans attendre que la nature des hémorrhagies en donnât la presque certitude.

Cette même défiance sur la cause des pertes

devrait naître dans l'esprit si elles paraissaient de nouveau après une suspension de plusieurs années chez une femme de plus de cinquante ans dans nos climats, beaucoup plus jeune même dans les contrées plus chaudes que la nôtre.

D'ailleurs l'excessive abondance des règles, dans certains cas, même en dehors de toute maladie, par exemple chez les femmes faibles, délicates, nerveuses, peut avoir des suites graves en constituant une véritable perte, qu'on ne saurait abandonner à elle-même sans danger.

Quand cette perte a commencé aux époques habituelles aux règles, on peut croire qu'elle ne sera pas de longue durée, parce qu'on peut la regarder comme une réminiscence de la nature, qu'on me pardonne l'expression, comme la conséquence d'une vitalité mal éteinte, à l'égard de laquelle il est souvent prudent de temporiser.

Mais si le sang, après avoir disparu trois ou

quatre mois, vient tout à coup abondamment, surtout à des époques bien différentes de celles auxquelles venaient les règles; si ce sang, au lieu de présenter l'aspect clair et aqueux d'un sang mal élaboré, vient rouge et vermeil, il est prudent dans tous les cas et urgent, indispensable dans un grand nombre de circonstances, de le modérer et même de l'arrêter complètement.

J'ai très-souvent été consultée par des femmes qui, pour avoir trop tardé à arrêter des pertes survenues au moyen où leurs règles semblaient les avoir abandonnées pour toujours, étaient tombées dans un état de faiblesse et de langueur dont il était difficile de les tirer.

Le choix des moyens propres à arrêter les pertes de cette nature mérite la plus sérieuse attention, il doit être basé d'une part sur la constitution de la personne et son état actuel, d'autre part sur la qualité particulière de ce sang lui-même.

La personne est-elle d'une constitution sanguine, le sang est-il rouge et vermeil au moment où il coule, le pouls conserve-t-il sa plénitude, sa fréquence, les yeux leur éclat et leur vivacité? On peut alors sans danger, comme je l'ai fait chez la dame qui est le sujet de ma dernière observation, conseiller une saignée au bras, légère d'abord, sauf à y revenir une seconde, même une troisième fois si la première n'a pas suffi.

On fait en même temps prendre des boissons froides, légèrement acidulées avec le sirop de groseilles, de la limonade, de l'eau de riz édulcorée avec le sirop de coing. On conseille à la personne d'habiter un lieu frais, de se couvrir de vêtements légers, et si on ne suppose pas qu'elle ait la poitrine délicate ou irritable, comme on voudra, on appliquera sur le haut des cuisses des compresses imbibées d'eau froide, surtout au moment où la saignée sera pratiquée.

Ces moyens, employés à propos et avec prudence, suffisent ordinairement. Mais il peut cependant arriver que malgré leur emploi le sang continue à couler, comme je l'ai vu plusieurs fois.

Il faut alors leur ajouter d'autres moyens plus directs, comme par exemple une injection rendue astringente par un peu d'écorce de chêne, de feuilles de noyer, et même par un peu d'alun, placer la personne, je puis dire la malade, dans une position telle, sur un lit dur, que le siége soit très-élevé, et lui faire plonger en même temps plusieurs fois les mains et les bras dans un bain chaud.

Enfin on est quelquefois obligé d'en venir au tamponnement, c'est-à-dire de remplir le canal par lequel le sang s'échappe d'un bourrelet de charpie imbibé du liquide qui aura servi à faire l'injection.

Comme dans le moment où ces sortes de pertes ont lieu la matrice est généralement très-basse, on fait bien de conseiller de la soutenir élevée au moyen d'une serviette, mais bien mieux encore au moyen d'une ceinture qui, embrassant exactement le bas-ventre, soulève la matrice et la débarrasse du poids des intestins qui pressent sur elle.

Mes ceintures dîtes *sous-abdominales*, dont j'ai donné une description détaillée à la p. 145 de la troisième édition de mon *Manuel de la jeune Mère*, et que j'ai reproduite plus loin, dans cet ouvrage, remplissent parfaitement cette indication.

Si la personne au contraire est d'une santé délicate, si le sang est léger et aqueux, il faut bien se garder de la saignée, elle ne pourrait qu'augmenter la faiblesse générale et le relâchement local qui entretient la perte.

Dans ce cas, les boissons astringentes et même les injections de même nature suffisent ordinairement; une nourriture plutôt fortifiante que débilitante, des lavements froids secondent puissamment leur action.

Si cette perte se trouvait accompagnée de douleurs dans le bas-ventre et de divers autres signes annonçant, comme nous le verrons bientôt, qu'elle tient à une maladie intérieure comme un engorgement ou une ulcération, on fera bien de s'en assurer et on agira d'après les règles que nous retracerons bientôt.

Pertes en blanc. — Les flueurs blanches sont tellement communes au moment où les règles veulent cesser de paraître qu'il est très-peu de femmes qui, à ce moment, n'en soient atteintes.

Le plus habituellement elles se mêlent au sang dont elles diminuent la teinte, ou bien elles le remplacent ou alternent avec lui pendant trois à quatre mois, même plus longtemps; mais très-souvent aussi elles persistent au delà du temps qu'on peut assigner à l'âge critique et constituent alors une grave incommodité, on peut dire une maladie.

Tant qu'elles ne sont pas intenses, et quand surtout elles apparaissent aux époques auxquelles les règles avaient à peu près l'habitude de couler, ou bien quand elles reviennent comme ces dernières à des intervalles périodiques, bien que ne correspondant en aucune façon aux époques menstruelles, la personne fait bien de s'en tenir à des soins de propreté, de se garantir du froid et de l'humidité et d'éviter les aliments débilitants.

Mais quand elles deviennent continues, qu'elles portent sur l'estomac une irritation habituelle qui rend les digestions pénibles; quand elles s'accompagnent de lassitude dans les membres, de douleurs dans la poitrine, comme j'en ai cité un grand nombre d'exemples dans le traité que je leur ai spécialement consacré, il faut les modérer et même les arrêter complètement.

Pour cela on est réellement embarrassé dans le choix des moyens, car il n'est pas un pharmacien, pas une sage-femme, pas une commère qui ne possède une eau qui ne soit proposée comme un prodige.

Toutes ces eaux, toutes ces préparations, dont on fait tant de mystères, et qui sont devenues pour beaucoup de personnes le sujet de grandes spéculations, ne sont pour la plupart, pour ne pas dire toutes, que des préparations astringentes dont le principe actif est dans les unes des substances minérales, comme de l'acétate de plomb qui, étendu d'eau, constitue l'eau blanche, le sulfate d'alumine ou l'alun, le sulfate de zinc ; dans les autres un produit végétal, tel que l'écorce de chêne, la feuille de noyer, le rathania, la racine de grenadier, etc.

Tous ces moyens peuvent être bons; mais le grand point est non-seulement de les appliquer à propos et de les proportionner à l'état de la personne, mais encore de choisir celui qui convient à tel cas plutôt qu'à tel autre.

Par exemple si la perte, bien que fort ancienne déjà, est cependant encore accompagnée de démangeaison dans les parties, de pesanteur dans le bas-ventre, ira-t-on dès le commencement procéder par des injections à l'alun ?

Non sans doute, il sera prudent dans ce cas d'éteindre d'abord le peu de principe inflammatoire qui pourrait encore exister par des injections émollientes, puis de choisir celles de ces injections qui sont les moins fortes, comme celles qui contiennent des substances végétales, sauf, si la guérison se fait attendre, à en venir à des moyens plus actifs, comme le sulfate de zinc.

L'oubli de ces précautions conduit souvent à de grands désagréments, comme je l'ai déjà démontré par plusieurs exemples tirés soit de ma pratique particulière, soit recueillis dans les écrits d'hommes qui font autorité dans la science.

A ces observations je crois devoir joindre celle-ci qui rentre tout à fait dans notre sujet.

Madame W***, d'un tempérament plutôt sanguin que lymphatique, réglée à quinze ans, mariée à ving-deux et mère de trois enfants, dont deux sont vivants, vit ses règles se déranger à quarante-trois ans et cesser tout à coup à quarante-quatre, pour être remplacées par une perte blanche des plus intenses. Dans le début cette perte était toujours précédée d'un peu de sang, mais elle dégénéra en fleurs blanches bien caractérisées qui, bien que prenant, comme cela arrive souvent, un caractère plus marqué à certaines époques, tant par leur abondance que pour leur nature, finirent par devenir continues.

Fatiguée de cette incommodité, madame W*** alla consulter une sage-femme qui n'eut rien de plus pressé que de lui conseiller de faire fondre un gramme d'alun dans deux verres d'eau et de faire du tout deux injections à un jour de distance.

La première injection arrêta assez bien la perte, quoi qu'elle éprouvât une douleur locale assez vive; ayant fait la seconde le lendemain pour consolider le traitement, comme elle me le dit elle-même, la douleur augmenta, un peu de sang parut, et, en moins de trois jours, il survint dans tout le canal une violente inflammation.

Cette dame étant venue me trouver, me raconta ce qui s'était passé. Je ne fus pas longtemps à lui démontrer l'imprudence qu'elle avait commise, et lui conseillai de simples injections émollientes.

La douleur était si violente que je fus obligée de rendre ces injections calmantes en leur ajoutant quelques gouttes de laudanum. En huit jours les choses rentrèrent dans l'ordre et un traitement sagement combiné la délivra de l'incommodité dont elle avait à se plaindre.

La suppression trop brusque de ces sortes de pertes, même obtenue par les moyens les plus rationels, peut aussi se faire ressentir très-défavorablement sur des parties fort éloignées de celles où elles s'effectuent, comme dans ce cas.

Une dame espagnole, d'un tempérament nerveux, assez bien réglée, quoique voyant peu, vit à quarante-deux ans ses règles disparaître, puis revenir à de courts intervalles et cesser enfin tout à fait; mais elles furent, comme dans le cas précédent, remplacées par une perte en blanc des plus abondantes.

Obligée d'aller dans le monde, et tenant beaucoup à se débarrasser de cette incommodité, elle se procura d'elle-même une de ces préparations pompeusement annoncées comme infaillibles dans ces cas et s'en administra plusieurs injections. A la troisième, la perte diminua, puis elle s'arrêta tout à coup; mais elle éprouva en même temps une oppression extrême accompagnée d'un violent mal de gorge.

Un médecin appelé, mais ignorant ce qui était fait, appliqua des sangsues, des ventouses, ordonna des gargarismes adoucissants, la diète et tout ce qu'on conseille en pareille circonstance, mais l'oppression et la toux n'en continuèrent pas moins.

Ayant fréquemment occasion de voir cette dame, je reçus sa confidence et m'empressai d'en faire part au médecin. Celui-ci n'eut rien de mieux à faire que d'ordonner d'appliquer des cataplasmes synapisés aux cuisses, des bains de pieds salés, et quelques injections émollientes.

La perte eut de la peine à revenir, mais elle reparut au bout de quelques jours et l'oppression et la toux diminuèrent insensiblement pour cesser tout à fait. Cette dame avait tellement peur qu'en cherchant à se débarrasser de ses flueurs blanches, même par les moyens les plus simples et les mieux combinés, elle s'exposât aux mêmes accidents, qu'elle eut toutes les peines du monde à suivre le traitement que je lui prescrivis à ce sujet de concert avec son médecin.

Nous triomphâmes néanmoins de ses craintes, et en moins d'un mois elle vit ses flueurs blanches disparaître complétement sans que sa santé en reçût la moindre atteinte.

Engorgement de la matrice. — Les pertes en rouge et en blanc survenant au moment ou après la cessation des règles, ne sont par malheur, bien souvent, que les avant-coureurs d'une maladie plus grave consistant en une altération de la matrice elle-même comme son engorgement, ou le développement d'un polype dans son intérieur.

On devrait croire au premier abord que le sang cessant de pénétrer la matrice, celle-ci devrait du moins diminuer de volume et rentrer, pour ainsi dire, sur elle-même, de telle sorte que les divers engorgements, les inflammations dont elle pourrait être le siége, arrivassent à une résolution complète, il n'en est point ainsi.

Le sang a longtemps une tendance à se porter vers cet organe, où il a été si longtemps appelé par les soins et pour les vues finales de la nature ; et dès lors, cessant d'y avoir son cours, il y séjourne et y occasionne un gonflement qui dégénère souvent en un engorgement maladif.

L'engorgement de la matrice, très-commun en effet à l'âge critique, se reconnaît au sentiment de gêne et de pesanteur que la personne éprouve dans le bas-ventre, à des douleurs dans les reins, des tiraillements dans les aines.

La main appliquée sur cette partie, quand la femme est debout surtout, y reconnaît quelquefois très-distinctement la matrice engorgée. Son augmentation de volume occasionne de fréquentes envies d'uriner, et la plupart du temps une constipation extrême et une grande difficulté d'aller à la garde-robe.

Quand le col seul de la matrice est engorgé, ce qui est le plus habituel, ces signes sont moins prononcés, mais la malade sent un poids dans le bassin et au fond du canal, et croit que quelque chose va se faire jour de ce côté.

Il est rare alors qu'il n'y ait pas une perte séro-sanguinolente. Le toucher, aidé quand il le faut de la vue au moyen du spéculum, ne laisse d'ailleurs aucun doute sur l'existence d'un engorgement du col.

Que l'engorgement de la matrice occupe son corps ou seulement son col, c'est-à-dire la partie qui fait saillie dans l'intérieur du canal, la science a peu de moyens de le combattre, et on est souvent obligé de s'en tenir à de simples palliatifs.

Cependant des injections émollientes d'abord, puis rendues résolutives par l'addition de quelques centigrammes d'acétate de plomb ou de sulfate de zinc, mais conduites directement sur le col engorgé, peuvent avec un régime convenable, des bains d'eau salée, des douches ascendantes données avec la véritable eau de mer, peuvent, dis-je, le réduire et le ramener à son état ordinaire.

Je viens de dire que les injections ont besoin dans ces cas d'être conduites directement sur l'organe malade.

En effet, ainsi que je l'ai déjà démontré plusieurs fois ailleurs, les injections que peut s'administrer une femme elle-même n'atteignent jamais le col ; les parois du canal qui y conduit sont toujours assez rapprochées l'une de l'autre pour empêcher le liquide d'y arriver.

Le seul moyen de les rendre véritablement profitables, c'est de se les faire donner par une personne de l'art, qui, au moyen du spéculum les dirige sur le lieu voulu, en augmente et en diminue à son gré la force, et s'assure chaque fois de l'état dans lequel se trouvent les parties malades.

Polypes. — On appelle *polypes* des tumeurs ou mieux des excroissances qui se développent dans l'intérieur des parties sexuelles et peuvent acquérir un volume variable depuis une noix jusqu'à celui du poing d'un homme et même davantage.

Ces excroissances de forme et de densité très-variables aussi, sont très-communes chez les femmes arrivées à leur âge critique ; aussi, sur vingt qui en sont atteintes, quinze au moins sont parvenues à cet âge, et des cinq autres deux au moins sont sur le point d'y arriver.

Quand ces excroissances partent directement de l'intérieur du corps de la matrice et s'y trouvent encore renfermées, elles simulent assez bien une grossesse commençante, tels que tuméfaction et tension de la partie du ventre qui répond au nombril, pesanteur dans le bas-ventre, malaise général, augmentation des seins.

On a vu des femmes dans cette position se croire enceintes de cinq, six et même huit mois ; mais, avec un peu de soin et d'attention, les personnes versées dans la pratique des accouchements ne s'y méprennent pas.

En effet, d'abord le flux menstruel est le plus ordinairement supprimé dans la grossesse, tandis que les polypes entretiennent une perte de sang qui est suspendue seulement à de légers intervalles ; à leur occasion le ventre est globuleux, très-dur et souvent inégal.

Dans tous les cas, s'il y avait doute ou erreur, ils ne pourraient pas être de longue durée, car ce n'est que dans des cas infiniment rares qu'un polype, enfermé dans l'intérieur de la matrice, peut acquérir un volume assez considérable et par suite distendre assez cet organe pour donner au ventre une grosseur et prendre lui-même au-dessus des os pubis une position représentant une grossesse de quatre à cinq mois, par exemple, sans qu'il en résulte des accidents locaux et généraux propres à faire décider la question; question que viendraient irrévocablement résoudre les mouvements de l'enfant qui se font sentir à cette époque de la grossesse.

Un polype ne reste pas d'ailleurs toujours renfermé dans la matrice : à mesure qu'il prend du volume il la distend, et finit par s'engager dans son col à peu près à la manière d'un coin.

Dès lors, il ne tarde pas à manifester sa présence à la partie supérieure du canal, sous la forme d'une saillie lisse, ordinairement dure, mais quelquefois aussi molasse et spongieuse, suivant qu'il est *fibreux* ou *muqueux*, c'est-à-dire suivant qu'il s'est formé aux dépens, soit du corps de la matrice, soit de la membrane muqueuse qui la tapisse.

A mesure que le polype grossit, il descend de plus en plus, comprime l'intestin et le canal de l'urètre, et gène, par conséquent, le cours des selles et de l'urine, en occasionnant un sentiment de pesanteur fort incommode.

Il arrive quelquefois qu'en descendant il entraîne avec lui le fond de la matrice et détermine son renversement complet. Je me souviens d'avoir été appelée auprès d'une femme qu'on croyait sur le point d'accoucher, et chez laquelle au toucher je ne trouvai qu'un énorme polype sur le point de franchir la vulve.

A cela doit se réduire tout ce que je puis dire des polypes de la matrice; leur traitement étant tout à fait du ressort de la haute chirurgie, nous devons nous borner à savoir comment on peut les reconnaître et les distinguer des autres états qui ont avec eux plus ou moins d'analogie.

Je ne crois pourtant pas pouvoir me dispenser de montrer combien il est quelquefois difficile de reconnaître les polypes à leur origine, et de citer un exemple qui prouve que les praticiens les plus consommés peuvent commettre à cet égard les plus graves erreurs. J'emprunte cet exemple au traité de M. le docteur Duparcque :

« La femme Dupont avait eu deux enfants, dont le dernier était âgé de dix ans, lorsque parvenue à l'âge de trente-huit ans, ses règles qui, jusqu'alors, ne s'étaient pas dérangées, commencèrent à présenter quelques troubles ; elles étaient plus prolongées que de coutume et reparaissaient dans l'intervalle des époques, En même temps elle éprouvait des pesanteurs qui augmentèrent insensiblement et finirent par déterminer des tiraillements dans les reins, dans les aines, des engourdissements dans les cuisses, de fréquentes envies d'uriner.

Cette gène et la faiblesse dans laquelle la jetèrent ses pertes sanguines obligèrent la malade à demander des conseils. M. Marjolin d'abord consulté reconnu une descente de matrice et recommanda seulement un pessaire. Les symptômes furent calmés, mais la perte devint de plus en plus fréquente et abondante.

Plus tard, d'après l'avis du professeur Dubois, le pessaire fut supprimé et la malade soumise à un repos absolu, à de petites saignées du bras et à l'usage de médicaments astringents.

Ce nouveau traitement sembla prévenir pour quelque temps le retour des hémorrhagies. Mais la malade fut alors visitée par M. Dupuytren. Cet habile praticien crut d'abord devoir avertir le mari qu'il existait un cancer utérin, désormais au-dessus des ressources de l'art et contre lequel on ne pouvait apporter que des palliatifs.

Trois mois s'écoulèrent encore, mais la malade désespérée de l'insuccès des divers moyens jusqu'alors employés, résolut d'attendre, sans plus rien faire, le temps fatal qu'elle pensait ne pas être éloigné. Cependant le 25 mai 1826 je fus appelée en toute hâte, je trouvai cette femme comme dépourvue totalement de sang et d'une faiblesse extrême. Il existait une perte abondante d'un sang séreux et violacé, je fis faire de suite des applications réfrigérantes et je tamponai.

Le lendemain, la malade ayant repris un peu de force, j'enlevai les tampons et je touchai, je pus alors constater la présence d'un polype du volume d'un œuf d'oie dont la racine pénétrait dans le col ; j'en fis la ligature, il tomba le quatrième jour, et la malade ainsi débarrassée ne tarda pas à se rétablir ; l'écoulement persista encore trois mois, mais le déplacement de la matrice ne s'est pas reproduit. »

Ce cas, comme on le voit, est curieux surtout par la méprise à laquelle se sont laissé entraîner, faute d'une attention suffisante, les trois hommes les plus expérimentés de l'époque ; mais considéré en lui-même il se rencontre assez fréqüemment, car je donne dans ce même moment des soins à une ancienne actrice chez laquelle j'ai reconnu un polype qu'elle portait depuis longtemps et qui occasionnait des accidents qu'elle attribuait à une toute autre cause.

Ulcérations de la matrice. — Si par suite de la cessation naturelle du flux menstruel, la matrice peut s'enflammer, s'engorger et devenir le point de départ de diverses excroissances, elle peut aussi se couvrir d'ulcérations. C'est ce qui a très-souvent lieu.

Mais ces ulcérations sont-elles, en définitive, aussi fréquentes qu'on a semblé le croire il y a une quinzaine d'années et que le croient encore aujourd'hui quelques praticiens ?

Non ; de l'ignorance dans laquelle on était dans les vingt-cinq premières de ce siècle à leur égard, on a fait passer subitement à un engouement tel que pour peu, il y a une quinzaine d'années seulement, qu'une femme se plaignît de quelques douleurs dans le bas-ventre et dans les reins, accompagnées d'une perte quelconque, on la déclarait attaquée ou menacée d'ulcérations, et elle était immédiatement soumise à un traitement uniforme : le repos absolu et la cautérisation.

Le temps et une sage observation des choses

ont fait justice de cette prévention, et aujourd'hui on est quelquefois obligé de faire autant de frais pour persuader à une femme qu'elle n'a pas d'ulcérations, qu'on mettait naguère de zèle à lui démontrer qu'elle en était atteinte. Je me suis trouvée il y a quelques années dans cette obligation ; voici à quelle occasion :

Dans le mois de mai 1850 je fus consultée par madame de Saint-L., habituellement d'une bonne santé, d'un tempérament nerveux, fort impressionnable et arrivée à son âge critique.

Cette dame se croyait atteinte d'ulcérations, et se fondait uniquement sur ce qu'elle éprouvait parfois une douleur sourde dans le basventre, que ses règles, qui jusque là n'avaient jamais dévié, étaient tantôt rares, tantôt abondantes, et que dans le premier cas elle devenait sujette à des pertes en blanc dont elle n'avait jamais été atteinte.

Cette dame avait passé toute sa mauvaise

saison précédente à tenir compagnie à une de ses parentes réellement en proie à une maladie de ce genre et soumise à un traitement.

Son mari me fit remarquer que jamais elle ne se plaignait plus que lorsqu'elle revenait de chez son amie. Ne trouvant dans tout ce qu'elle me dit sur son état rien qui justifiât ses craintes, je pensai que son imagination pourrait bien faire les frais de ses douleurs, et la rassurai de mon mieux en déroulant à son esprit le tableau des signes caractéristiques des ulcérations arrivées au point où elle croyait en être, et dont presqu'aucun ne se rapportait positivement à ce qu'elle éprouvait.

Mes raisonnements ne l'ayant pas convaincue, j'acceptai avec empressement la proposition qu'elle me fit d'elle-même de la toucher et de l'examiner au spéculum.

Je ne découvris rien, bien entendu, et ne parvins à ramener le calme dans son esprit qu'en la priant de garder le secret sur l'examen auquel j'avais consenti à me livrer, pour ainsi dire malgré moi, craignant, lui dis-je, que ma réputation n'eût à en souffrir, comme d'une précaution dont rien ne justifiait sérieusement la nécessité.

Ce stratagème de ma part eut le succès désiré puisqu'il lui donna la conviction que ses craintes n'avaient aucun fondement.

Mais de ce qu'on a exagéré la fréquence des ulcérations, et de ce qu'il y a pu se trouver des praticiens que le désir de ne pas contrarier leurs malades a engagés à leur laisser croire à des affections qu'elles n'avaient pas, se ménageant ainsi par une guérison assurée d'avance des droits à leur reconnaissance, faut-il conclure que ces ulcérations n'existent pas?

Non assurément, et il y aurait peut-être autant de danger à nier leur existence qu'à en croire toutes les femmes menacées.

Or, voici les signes auxquelles on peut les soupçonner en être atteintes : douleur continue dans le bas-ventre, sensation vive, aiguë, subite dans les rapports conjugaux et toujours suivie de quelques gouttes de sang plus rouge que celui que fournissaient ses règles ; pertes en blanc mêlées de filets sanguins et portant assez souvent une odeur plutôt acide que fétide à moins que le mal ne soit très-avancé ou de mauvaise nature.

Enfin ces signes acquièrent un grand degré de certitude si le toucher est douloureux et amène du sang, et la vue au moyen du *spéculum* vient dissiper tous les doutes.

Comme nous avons déjà prononcé le mot de spéculum, nous devons dire qu'on nomme ainsi un instrument en fer poli, en argent ou cuivre argenté, formant un cone creux de trois à quatre centimètres sur vingt environ de longueur, et qui, introduit plein ou fermé (pour s'ouvrir) dans les parties sexuelles, permet de voir aussi distinctement dans leur intérieur que si la partie sur laquelle on le dirige était située extérieurement.

Quand cet instrument, une des plus utiles inventions de notre époque, est appliqué avec toute la douceur convenable, il pénètre avec la plus grande facilité et n'occasionne aucune douleur, surtout chez les femmes mariées et qui ont eu des enfants; aussi ne saurai-je trop engager toutes celles qui ont des doutes sur leur état à en demander d'elles-mêmes l'application.

Quoiqu'il en soit, les ulcérations de la matrice étant bien constatées, il ne doit être procédé à leur traitement que quand on a bien reconnu le caractère propre à chacune d'elles.

Or, on en reconnaît de quatre espèces suivant qu'elles sont *accidentelles*, c'est-à-dire occasionnées ou entretenues par des causes physiques extérieures; *fonctionnelles* quand elles tiennent aux fonctions que la matrice a à remplir; *constitutionnelles*, si elles tiennent à un vice intérieur général; enfin *cancéreuses* lorsqu'elles sont le résultat de la dégénérescence de l'organe; ce sont les plus graves.

1° Les ulcérations occasionnées et entretenues

par des causes physiques extérieures sont bien plus fréquentes qu'on ne le pense généralement. Ces causes sont des rapports conjugaux trop fréquents ou mal assortis, l'introduction de corps étrangers destinés à satisfaire de fâcheuses habitudes, la présence prolongée d'un pessaire.

Mon attention a été fixée sur ces ulcérations par l'observation suivante, contenue dans l'ouvrage de madame Boivin, sur les maladies de l'utérus (tome 1, page 105); je me fais un devoir de la rapporter ici en entier d'abord parce qu'elle est très-concluante dans l'espèce, ensuite parce qu'elle a été recueillie par une femme qui a honoré notre profession en prouvant que nous avons dans certaines circonstances, pour l'étude des maladies de notre sexe, un sorte d'intuition qui nous permet de saisir des détails qui peuvent échapper à des yeux moins intéressés à cette étude ;

« Madame la comtesse de B..., âgée de 25 ans, d'une constitution sanguine, fut réglée dès l'âge de quinze ans à des époques périodiques et avec assez d'abondance. Depuis son mariage, qui date déjà de cinq ans, les règles ont augmenté beaucoup et ont pris quelquefois le caractère d'une hémorrhagie.

« Les rapports entre époux ont toujours été très-douloureux pour madame de B..., mais le désir d'avoir des enfants, augmentant chaque jour en raison de la crainte de n'en point avoir, l'acte conjugal était devenu fréquent au point de déterminer plusieurs inflammations successives auxquelles, chaque fois, on avait opposé un traitement convenable et la privation plus ou moins prolongée de la cause principale de l'accident.

On commença enfin à soupçonner que peut-être une disposition particulière des parties s'opposait à la fécondation. Je fus appelée en septembre pour constater le fait.

La dame était à l'approche de ses règles. La grande lèvre du côté droit était rouge, tuméfiée, du volume d'un œuf de pigeon et très-douloureuse au toucher. Cette tumeur se formait habituellement vers l'approche des règles et disparaissait à la fin. Le canal vulvo-utérin n'avait guère qu'un pouce de longueur, et pour peu que madame de B..., fît un léger effort l'orifice de la matrice se présentait en dehors.

« La violence des efforts exercés dans l'acte conjugal pour vaincre l'obstacle qui s'opposait à l'entier accomplissement de cet acte avait déterminé les accidents précédents en même temps qu'ils étaient contraires au but que se proposaient les époux.

« Il eut été difficile de me faire entendre d'une femme pieuse et pleine de pudeur, je rendis compte de la disposition des parties à M. Dumèril, son médecin, qui donna au mari les conseils nécessaires pour rendre sa femme féconde.

« Depuis le mois de juin 1830, les règles n'avaient point reparu ; une petite saignée du bras avait été pratiquée vers l'époque où on les attendait ; et le repos complet fut continué jusqu'en septembre ; la santé se soutenait à merveille, l'appétit, le sommeil étaient excellents ; je n'avais du reste que des présomptions sur l'existence de la grossesse, et le départ de cette famille m'a laissée dans l'incertitude à cet égard. »

Depuis la lecture de cette observation j'ai eu plusieurs occasions de reconnaître le mal qu'elle a pour but de signaler. Voici un fait bien concluant aussi que j'ai recueilli moi-même dans ma pratique, et que je rapporte également en entier, parce qu'il m'a été fourni par une personne parvenue à l'âge critique.

Madame Gr***, alors âgée de quarante-cinq ans, d'un tempérament bilioso-nerveux, réglée à seize ans et mère de plusieurs enfants, avait éprouvé, à la suite de sa dernière couche, un abaissement très-prononcé de la matrice.

A quarante-trois ans ses règles avaient diminué insensiblement pour disparaître tout à fait à quarante-quatre ; mais la gêne occasionnée par l'abaissement dont elle se plaignait depuis longtemps n'avait fait qu'accroître, et il lui était survenu une perte en blanc des plus abondantes et d'une couleur inquiétante.

Ne trouvant pas l'abaissement en question suffisant pour justifier cette perte, et certains élancements dont elle était souvent accompagnée, je demandai à examiner les parties et j'y reconnus une ulcération assez large occupant le point le plus saillant de la lèvre antérieure.

Comme rien ne faisait craindre chez cette dame un vice intérieur, je me contentai de conseiller le repos, un régime doux, quelques grands bains et des injections successivement émollientes et toniques.

Au moyen de ce simple traitement l'ulcération s'était cicatrisée en moins d'un mois, mais pour revenir, disparaître au bout de quelque temps et revenir encore.

Ayant remarqué que cette réapparition se rapportait toujours avec le retour du mari, que ses occupations tenaient fréquemment éloigné d'elle; puis cherchant à m'expliquer le siége de l'ulcération en plein sur la partie la plus saillante du col, qui se trouvait chez elle à l'aboutissant direct de tout corps introduit dans l'intérieur du canal, je fis part de mes soupçons au mari qui m'avoua effectivement les rapports conjugaux toujours douloureux pour elle depuis sa dernière couche, le devenaient d'autant plus que son séjour se prolongeait davantage à Paris, pour cesser ou du moins diminuer à dater des premiers jours de ses départs.

Cet aveu nous indiqua tout à la fois la cause du mal et son traitement, dont les heureux effets ne se firent pas longtemps attendre.

J'ai été plusieurs fois aussi à même de constater des ulcérations occasionnées et entretenues par des pessaires.

Comme ce que je viens de dire suffit pour les faire connaître, je me contente de les signaler, et je saisis cette nouvelle occasion de faire remarquer que ce sont précisément les désordres qu'entraînent presque toujours les pessaires qui m'ont conduite à l'emploi de mes ceintures, qui suffisent dans la plupart des cas pour soutenir la matrice.

2° En passant de ces ulcérations à celles qui ont pour causes les fonctions de la matrice, c'est-à-dire les accouchements, les avortements, la menstruation elle-même, on trouve qu'elles doivent être relativement si nombreuses qu'on est obligé de reconnaître que ces fonctions peuvent être regardées comme les causes prédisposantes les plus marquées de toutes les ulcérations. Voyons comment agissent ces causes.

Presque toutes les femmes, après un accouchement ou une fausse couche, conservent un écoulement catarrhal plus ou moins abondant pendant le mois et mêmes les six semaines qui suivent,

Or, cet écoulement, chez beaucoup, se continue bien au-delà de ce terme, de sorte qu'en passant sur les lèvres, il les entretient dans un état d'irritation permanente de la même manière que le flux nasal vulgairement désigné sous le nom de rhume de cerveau, en passant sur la lèvre supérieure, l'irrite, l'enflamme et l'écorche.

Quant à la menstruation, sa manière d'agir est encore plus facile à comprendre. En effet, il est bien peu de femmes qui, à la suite de leurs règles, n'ont des flueurs blanches pendant deux ou trois jours, quelquefois même pendant tout l'intervalle qui sépare deux époques.

Cet écoulement annonce évidemment que l'intérieur de la matrice est enflammé. Supposant alors, ce qui arrive fréquemment, que sous l'influence d'une cause morale ou physique quelconque les règles soient subitement arrêtées, la matrice et surtout son col s'engorgent, et l'on comprend de suite l'influence que doit avoir sur la production des ulcérations un pareil état de choses qui est nécessairement bien plus prononcé à la cessation des règles que dans le cours naturel de leur éruption.

3° Les ulcérations dépendent d'un vice interne, d'un *vice du sang*, comme on le dit communément et avec raison, sont aussi fréquentes que ces vices eux-mêmes.

Les plus remarquables sont celles qui ont pour cause les vices vénérien, dartreux, scorbutique, scrofuleux et cancéreux. Jetons un coup d'œil rapide sur chacune d'elles.

Plusieurs auteurs qui ont écrit sur les maladies vénériennes, sans mettre tout à fait en doutes les ulcérations vénériennes affectant la matrice elle-même, ont soutenu qu'elles étaient excessivement rares.

Cette opinion a eu longtemps cours dans la science, mais elle n'est plus adoptée aujourd'hui que ces maladies sont étudiées avec plus de soin, et on trouve dans les écrits modernes un grand nombre d'exemples d'ulcérations utérines qui ne peuvent avoir d'autres causes. J'en ai rencontré moi-même trois ou quatre cas tout à fait incurables.

Ces ulcérations, toujours assez superficielles,

ont généralement une forme arrondie, plus ou moins nettement circonscrites. Elles occupent tantôt la lèvre inférieure, tantôt, mais bien plus souvent, la supérieure, tantôt aussi les deux à la fois ; elles semblent même pénétrer dans l'intérieur du col.

Leur surface est grenue et contraste d'une manière notable avec l'aspect lisse et poli que ce col a dans l'état sain. Leurs bords sont taillés à pic, leur fond est grisâtre ; puis au bout de quelques jours elles changent d'aspect et prennent le caractère de toutes les autres ulcérations avec lesquelles on peut les confondre, si la personne ne porte pas d'autre trace du vice intérieur duquel elles dépendent.

Le traitement des affections vénériennes étant toujours le même, quelque soit d'ailleurs la forme sous laquelle elles se montrent, je n'en dis rien ici ; mon but étant, comme l'indique le titre de cet ouvrage, bien plus d'avertir les femmes de la position dans laquelle elles peuvent se trouver, afin d'en avertir la personne à laquelle elles viennent demander des conseils, que de se soigner elles-mêmes.

Le fait suivant, bien que fourni par une jeune personne que son âge ne place pas au nombre de celles pour lesquelles j'écris cet ouvrage, me paraît très-propre à démontrer combien toute réticence de la part des malades peut nuire à leurs intérêts en jetant de l'incertitude sur la véritable nature de leur maladie.

Miss Bris**, jeune anglaise, âgée de vingt-et-un ans, d'une forte constitution, quoique de ce tempérament lymphatico-sanguin propre aux femmes de sa nation, ayant toujours joui d'une bonne santé, fut séduite et amenée en France par un homme qu'elle croyait digne de son affection.

Lâchement abandonnée au bout d'un an, et sans aucune espèce de ressources, bien qu'elle eût reçu une brillante éducation, et n'osant ni retourner dans sa patrie, ni implorer l'assistance de sa famille, elle se vit réduite pour subvenir à ses besoins et payer les mois de nourrice de son enfant, alors âgé de six mois, de se livrer à des travaux pénibles.

Levant un jour un fardeau assez pesant, elle ressentit dans le flanc droit et dans les reins une vive douleur bientôt suivie d'une perte assez abondante, mais que le repos, des boissons froides et le tamponnement firent assez promptement cesser; mais huit à dix jours après survint un écoulement verdâtre, parfois légèrement sanguinolent accompagné de douleurs dans les parties.

Comme cette jeune personne avait fait ses couches chez moi, elle vint me faire part de sa position. Je la touchai et reconnus qu'un grand désordre existait vers le col de la matrice horriblement tuméfié. L'examen au spéculum me fit découvrir sur cette partie une large ulcération à bords taillés à pic, à fond grisâtre d'où s'écoulait une partie de la perte blanche qui s'était déclarée après l'hémorrhagie.

Je soupçonnai de suite que cette ulcération

pourrait bien avoir une cause syphilitique. Je lui fis part de mes soupçons, mais elle les repoussa me déclarant qu'elle n'avait jamais rien éprouvé qui pût les autoriser.

M'en rapportant à cette déclaration, je me contentai de lui faire des injections émollientes, puis des injections dites détersives, c'est-à-dire capables de modifier l'aspect de l'ulcération, qui loin de diminuer d'étendue, semblait plutôt augmenter.

Cette médication n'ayant aucun résultat, je lui parlai de la nécessité dans laquelle je me trouvais de brûler cette ulcération pour en arrêter la marche de plus en plus envahissante.

Alors, soit par la crainte de voir sa santé à jamais compromise, soit par le désir de se soustraire à la cautérisation qu'elle croyait une opération douloureuse, elle m'avoua que, dans les premiers moments de ses rapports avec l'homme qui l'avait amenée en France, elle avait eu déjà une perte en blanc de la nature à peu près de celle qu'elle avait actuellement, et que peu de temps après elle avait eu dans la gorge et au palais de petites ulcérations qu'on avait été obligé de toucher plusieurs fois avec un crayon de nitrate d'argent; mais qu'à dater du moment où elle était devenue enceinte tout avait disparu comme par enchantement.

Mon pressentiment, comme on le voit, fut réalisé. Aussi, m'éclairant des conseils d'un habile praticien, qui, dans ce moment, donnait des soins à une dame qu'il avait placée chez moi, je mis cette jeune fille à l'usage d'une tisane de salsepareille, je lui fis prendre tous les jours une cuillerée de liqueur dite de Wansvieten, et deux pilules composées. En même temps les injections furent continuées, et l'ulcération est touchée de temps à autre avec un léger pinceau imbibé de nitrate acide de mercure.

Ce traitement, suspendu quelques jours pour laisser libre une époque menstruelle, fut continué six semaines environ et eut le plus heureux résultat. Cette jeune fille est aujourd'hui tout à fait guérie et placée dans une riche maison à laquelle je l'ai recommandée.

Après les ulcérations vénériennes celles qui ont un caractère des plus marqués sont celles qui tiennent à un vice ou principe dartreux.

Ce sont celles de toutes les ulcérations de cet ordre, qui affectent le plus habituellement les femmes au retour d'âge. Elles se montrent souvent en même temps que certaines éruptions anciennes aux cuisses, au pourtour des parties génitales externes ; mais le plus souvent elles surviennent à la suite de la disparition brusque de ces affections.

La santé antérieure de la malade doit fournir, comme on lê pense bien, de précieuses indications sur leur nature, en même temps aussi que leur aspect offre certaines nuances qu'une personne expérimentée doit regarder comme propres à les faire connaître.

Ces ulcérations tantôt débutent par de petites vésicules dont la rupture laisse des écorchures superficielles qui souvent se réunissent et forment des plaques excoriées assez étendues ; tantôt elles sont précédées par des taches brunes ressemblant en tous points aux ulcérations de même nature siégeant sur la peau.

Elles sont rarement profondes et jamais taillées à pic, ne fournissent qu'un léger suintement qui se dessèche quelquefois sous forme de croûte, et s'accompagnent toujours d'une démangeaison âcre et brûlante, allant jusqu'à l'entrée du canal ; mais rarement d'un engorgement très-prononcé du col et jamais d'une véritable induration. J'ai eu occasion d'en rencontrer un exemple que voici :

La femme d'un ancien officier de l'armée d'Afrique, âgée de quarante-sept à quarante-huit ans, voulant se débarrasser d'un écoulement blanc, qui avait remplacé ses règles, et qui la fatiguait beaucoup, employa pour cela divers moyens tant empiriques que rationnels. Quelques-uns avaient paru efficaces ; mais cela n'avait eu lieu que momentanément : la maladie revenait bientôt.

Le toucher ne me faisait découvrir qu'un peu de gonflement au col, sans augmentation notable de consistance, sans douleur ni sensibilité à la pression. A l'aide du spéculum je trouvai cette partie parsemée de points rouges assez semblables à des piqûres de puces, d'autant plus abondantes qu'elles se rapprochaient plus de l'ouverture du col, il en suintait un fluide séro-muqueux, incolore, assez abondant.

Cette dame, me voyant embarrassée sur le jugement que je devais porter sur son état et sur le traitement que je lui ferais subir, eut la bonne idée de me dire qu'elle avait longtemps porté en dedans et en haut des cuisses, notamment à gauche, une éruption que le médecin du régiment auquel appartenait son mari avait appelée *dartre miliaire*, qui d'ailleurs ne lui avait jamais occasionné d'autres inconvénients qu'une grande démangeaison quand elle était échauffée par la marche.

A l'époque de la cessation de ses règles, qui datait de trois ans environ, cette dartre s'était portée sur la poitrine, au-dessous des seins, et avait totalement disparu au moment où la perte en blanc pour laquelle elle venait me demander avis s'était montrée.

Je pensai dès-lors que l'espèce d'éruption dont le col était couvert pouvait bien provenir de la rentrée de cette dartre, d'autant plus que ce n'était réellement que depuis sa disparition que la perte en blanc était devenue plus abondante.

Partant de cette idée, je commençai par donner quelques purgatifs, ensuite j'eus recours aux préparations sulfureuses administrées sous forme de pilules, puis en injections et en bains (eau de Barèges).

Le médecin de cette dame approuva ce traitement, auquel il conseilla d'ajouter un vésicatoire volant aux cuisses, puis un cautère à demeure au bras.

Ces moyens, sagement combinés et employés avec prudence pour ne pas fatiguer la malade, dont les peines inséparables des longs voyages avaient singulièrement affaibli la santé, eurent un plein succès; l'éruption intérieure se modifia et les flueurs blanches ou pour mieux dire la perte leucorrhéique qu'elle entretenait diminuèrent sensiblement pour disparaître complètement au bout de deux mois.

On voit par cette observation combien il est important non-seulement de ne rien cacher, mais même d'aller au-devant des questions que la personne de l'art peut faire pour arriver à la découverte de la nature intime du mal pour lequel on vient la consulter. Par ce moyen on évite des tâtonnements, des lenteurs, des erreurs, qui peuvent devenir très-préjudiciables et dont on ne reconnaît souvent que trop tard les tristes conséquences.

Que serait-il en effet advenu à la jeune personne qui fait le sujet de l'avant-dernière observation, si la crainte d'être soumise à un traitement douloureux ne l'eût pas amenée à me faire la confidence de ce qu'elle avait eu antérieurement? Et par quels tâtonnements n'aurais-je pas été conduite au traitement approprié à la position de cette dernière dame, si, allant d'elle-même au-devant de mes questions, elle n'eût pas abrégé mes recherches en fixant mon attention sur la dartre qu'elle avait eue avant la maladie pour laquelle elle était venue réclamer mes soins.

Le médecin de cette dame, frappé de la rapidité avec laquelle son affection avait été enrayée et combattue, me communiqua le fait suivant qui a avec le précédent une grande analogie; je le transcris tel qu'il m'a été communiqué.

« Madame D. H***, âgée de quarante-six ans, d'une forte constitution, née en Angleterre, fut réglée à dix-neuf seulement et mariée à vingt-deux à un officier de marine dont elle eût deux enfants.

« Malgré les longs voyages qu'elle fit pour

accompagner son mari, cette dame n'avait jamais éprouvé de maladies graves, lorsque vers la fin de 1844, étant venue en France et habitant Paris depuis quelques jours seulement, elle fut prise à la face d'une espèce d'érysipèle dont la période aiguë ne fut pas de très-longue durée (quinze jours environ), mais qui laissa sur la peau une teinte brunâtre et une grande sècheresse.

Cependant tout disparut au bout de deux mois. A dater de cette époque ses règles cessèrent tout à fait et furent remplacées comme dans le cas précédent par un écoulement blanc assez considérable, et elle ressentit une vive démangeaison à la partie interne des cuisses. Ses craintes augmentant avec l'intensité du mal, je fus appelée auprès d'elle.

« Je la trouvai couchée sur un canapé, les traits affaissés, en proie à un grand découragement.

Son mari, homme aussi prudent qu'intelligent, m'avoua que depuis longtemps il était lui-même atteint d'une dartre assez grave pour laquelle il était venu à Paris, et il fut alors amené à me parler de ce qui était arrivé quelques mois auparavant à sa femme.

« Ne doutant pas que l'état actuel de cette dernière fût de nature dartreuse et pensant qu'il pouvait y avoir quelques ulcérations au col de la matrice, je la touchai et, à l'aide du spéculum, je reconnus effectivement sur le museau de tanche (col de la matrice), plusieurs petites ulcérations peu profondes, je trouvai le canal parsemé de tâches d'un rouge brun et fournissant de tous les points de sa surface une matière d'un blanc jaunâtre.

« Je fis d'abord prendre des bains de siége et même de grands bains, j'ordonnai des injections à la fois émollientes et calmantes, je fis couvrir la partie des cuisses malade de cataplasmes faits avec la farine de riz et l'eau de pavots, et quand toute l'inflammation fut éteinte, j'ordonnai de grands bains de Barèges, puis des injections et même des douches avec la même eau, une tisane de chicorée sauvage et de racine de patience, rendue diurétique par un peu de nitrate de potasse (sel de nitre).

« Enfin je terminai par plusieurs purgatifs. Ce traitement qui dura près de trois mois, eut un succès si complet que le mari s'en remit entièrement à moi du soin de le débarrasser de l'affection qu'il portait depuis longtemps, et qu'il croyait, à tort ou à raison, avoir communiquée à sa femme. »

Si, des ulcérations occasionnées et entretenues par un vice ou principe dartreux, nous passons à celles qu'on peut rapporter à une affection *scorbutique*, nous reconnaîtrons aussi qu'on chercherait en vain à les guérir par des injections ou tout autre moyen purement local si on ne détruit pas préalablement la disposition générale vicieuse qui s'est transmise à la matrice.

Bien plus, ici comme ailleurs, le traitement général approprié à la cause suffit quelquefois, aidé de moyens spéciaux bien légers, pour amener à bonne fin l'ulcération qui n'est, si on peut parler ainsi, que l'expression, le symptôme de la disposition de tout l'organisme. En voici une preuve que je dois à l'obligeance de M. le docteur P.

« Madame B***, née à Mexico, d'une constitution nerveuse et délicate, mariée à quinze ans et mère de quatre enfants à vingt-cinq, avait joui jusqu'à cet âge d'une assez bonne santé, lorsque pour des intérêts de famille, et poussée surtout par le désir de voir la France dont son mari était originaire, elle entreprit le voyage avec lui vers la fin de l'année 1845.

« La longueur de la traversée qui fut très-périlleuse, la mauvaise nourriture à laquelle tout le monde fut obligé de se soumettre, l'inquiétude et le défaut d'exercice la jetèrent dans un état extrême de faiblesse.

« Cette dame était à Paris depuis deux mois lorsque son mari remarqua non-seulement qu'elle ne prenait aucun goût aux distractions qu'il cherchait à lui procurer, mais encore qu'elle tombait dans un état d'apathie, tant au moral qu'au physique, qui la portait à ne sortir qu'à regret de son appartement.

« En rentrant de la plus petite promenade, elle était extrêmement fatiguée, éprouvait des douleurs dans les reins, dans les aines ; ses règles paraissaient mais peu abondantes et donnaient un sang sanieux, et quand elles cessaient elles étaient remplacées par un écoulement considérable et continuel de matières roussâtres. Son haleine était fétide et quelques taches rosacées se faisaient remarquer sur ses bras et ses jambes.

« Appelé près de la malade les premiers jours de juillet 1844, je la trouvai dans l'état que je viens de décrire : son visage d'un blanc mat, ses lèvres décolorées, ses yeux ternes offraient l'expression d'un malaise général et d'un découragement complet ; regret du pays natal ; les digestions étaient pénibles et lentes.

« Par un excès de pudeur mal entendue, elle ne voulait pas se laisser visiter et ce fut avec une peine inouie que son mari parvint à l'y décider.

« Enfin le 14 du même mois, je la touchai, puis, à l'aide du spéculum, je reconnus que le col de la matrice était extrêmement ramolli : on pouvait aisément introduire le bout du doigt dans l'orifice utérin ; l'extrêmité du col et tout l'intérieur du canal offraient des tâches bleuâtres ; un écoulement fétide, sanieux, baignait en même temps le canal et venait en s'écoulant gercer la partie interne des cuisses.

« A cet ensemble de symptômes, était-il possible de ne pas reconnaître une affection scorbutique des plus prononcées ?

« Je prescrivis de suite une nourriture légère d'abord, mais composée uniquement de viandes de bœuf et de mouton roties, un peu de vin de Bordeaux et tous les matins à jeun un petit verre de vin de gentiane ; dans le cours de la journée, plusieurs verres de tisane de houblon et quelques pilules ferrugineuses.

« Sous l'influence de ce régime fortifiant, la

gaîté revint et avec la gaîté le goût pour la promenade et les distractions. J'attaquai alors le mal local par des douches faites avec le quinquina, les roses de Provins : il diminua progressivement de telle sorte que les accidents qui avaient paru si graves six semaines seulement auparavant avaient presque entièrement disparu.

« Aujourd'hui (25 août), la malade qui vient, sur mon conseil, de se fixer à Montmorency, pour y passer le reste de la belle saison, fait d'assez longues promenades à pied et prend les eaux d'Enghien que son estomac supporte très-bien. Tout en un mot fait pressentir un retour complet à la santé. »

Restent donc des diverses espèces d'ulcérations spécifiques ou résultat d'un vice intérieur, celles qui peuvent être occasionnées ou entretenues par un vice *scrofuleux*, abstraction faite bien entendu des cancéreuses qui forment une classe à part et dont nous nous occuperons séparément.

Quels sont les caractères propres à ces ulcérations? L'observation suivante qui m'est aussi communiquée par M. le docteur P., répond à cette question et trace en même temps les principes du traitement qui leur est approprié.

« Madame Bri** fut élevée dans le département du Nord chez une parente âgée qui négligea sa santé au point de la laisser sortir au milieu de l'hiver le corps rempli de boutons de petite vérole. L'éruption cessa tout à coup. La pauvre enfant, qui n'avait alors que sept ans, fut dangereusement malade : ses paupières et ses oreilles furent couvertes d'une espèce de gourme qui, faute de soins, dura plusieurs années.

« Cette pauvre petite, à l'âge de dix ans, n'était pas encore guérie, et des chapelets de glandes s'étendaient tout autour de son col. La vieille dame à laquelle on l'avait si imprudemment confiée mourut.

« Ce fut alors qu'on l'amena à Paris. Ses

parents, qui étaient loin de se douter de son état, en furent éffrayés, et la firent soigner par plusieurs médecins ; mais, malgré les traitements les plus rationnels employés successivement pendant plusieurs années, la maladie resta stationnaire jusqu'à l'époque où les règles parurent pour la première fois.

« Dès-lors, encouragés par une amélioration notable dans la santé de leur fille, les parents voulurent ne rien négliger de tout ce qui pourrait concourir à consolider cette santé.

« L'iodure de potassium, médicament alors fort à la mode, l'huile de foie de morue qui commençait à jouir d'un grand crédit, furent mis en usage ; un vésicatoire fut mis au col, un régime essentiellement tonique fut ordonné. Le mal du côté des yeux et des oreilles disparut, mais les glandes persistèrent au côté gauche du col.

« A vingt-cinq ans cette demoiselle se maria, puis l'année suivante elle eut une couche assez heureuse ; mais, quelques mois après, elle fut prise d'une toux sèche et cracha quelques filets de sang.

« C'est alors que je la vis pour la première fois. Elle éprouvait des douleurs assez vives vers l'épaule gauche ainsi qu'en devant de la poitrine, respirait avec difficulté, et toussait sans cesse. En mettant l'oreille sur la poitrine, on entendait un sifflement très-prononcé; les glandes du col de ce côté restaient les mêmes.

« On fit une saignée au bras, on appliqua des sangsues, puis un vésicatoire sur la poitrine, on donna des boissons pectorales, des juleps gommeux.

« Ce traitement, suivi pendant deux mois, rendit la malade sinon à une santé parfaite, du moins à un état de bien-être dont elle n'avait pas joui depuis longtemps. Elle partit de Paris, je ne la vis que quinze ans après; voici ce qui s'était passé dans ce long intervalle.

« On avait tour à tour supprimé et remis le vésicatoire que j'avais fait établir au bras gauche, et à l'aide d'une pommade à base d'iode, on avait à plusieurs reprises voulu faire disparaître les glandes du col qui en réalité avaient considérablement diminué. Mais depuis trois mois environ, la malade, qui avait alors quarante-deux ans, et dont les règles avaient définitivement cessé de paraître, éprouvait des douleurs dans les reins, des pesanteurs vers le siége; des glandes s'étaient développées dans les aines, un écoulement blanc était survenu.

« Consultée de nouveau, je ne doutai pas que l'affection scrofuleuse dont la malade était atteinte depuis son enfance ne se présentât sous une nouvelle forme, sous l'influence de son âge critique. Je la touchai et reconnus une tumeur considérable développée sur le col de la matrice et faisant une forte saillie en avant, puis à l'aide du spéculum, je constatai que cette tumeur était accompagnée de trois autres bosselures moins fortes, puis qu'une ulcération à bords minces existait vers la lèvre antérieure et laissait échapper une humeur blanchâtre contenant des matières caséeuses.

« Je prescrivis le repos absolu, des demi-bains émollients, des douches et injections de même nature, un vésicatoire fut établi au bras et un régime tonique par excellence fut ordonné.

« Au bout de quinze jours les douleurs avaient diminué, la grosse bosselure avait tourné à suppuration, et en pressant légèrement autour de sa base avec le doigt indicateur j'avais fait sortir le tubercule presqu'en entier. Il restait à sa place une ulcération caverneuse assez profonde.

« Depuis le commencement de son traitement et pendant deux mois qu'il dura, je fis prendre à la malade un bain de siége matin et soir dans une eau amidonnée légèrement iodée, je fis faire des injections de même nature, et donnai à l'intérieur chaque matin un gramme environ d'iodure de potassium.

« Par ce traitement les glandes des aines disparurent en vingt jours, les petites bosselures du col de la matrice tournèrent aussi à suppuration comme la principale ; les ulcérations qui en résultèrent guérirent rapidement et la malade, s'étant décidée à garder son vésicatoire, à continuer l'usage de l'iodure de potassium en même temps qu'elle ne dévia pas de son régime essentiellement tonique, se trouva dans une position très-supportable. »

Cette observation non-seulement donne une idée exacte de la marche que suivent les ulcérations scrofuleuses ou tuberculeuses de la matrice, mais, en indiquant le traitement qui leur convient, elle prouve une fois de plus que plusieurs maladies qui ont débuté dans l'enfance, peuvent être suspendues ou s'amender tout le temps qu'une femme est parfaitement réglée, pour reparaître, souvent avec une nouvelle force, au moment où ses règles cessent.

Le *cancer* de la matrice est malheureusement tout à la fois la plus grave et une des plus fréquentes maladies de cette partie, qui attaquent les femmes à leur retour d'âge. Il se présente sous deux formes :

Tantôt l'ulcération n'est que consécutive à la destruction de la partie malade ; tantôt au contraire la maladie commence par l'ulcère qui envahit progressivement les parties : de-là le *cancer ulcéré* et l'*ulcère cancéreux*. Commençons par le premier qui attaque le corps et le col de l'organe, mais le plus souvent ce dernier.

Cette terrible maladie, qui ne semble plus fréquente aujourd'hui probablement parce qu'on la connaît mieux et qu'on a pour la distinguer des autres maladies du même ordre des moyens inconnus des anciens, échappe souvent dans son début non-seulement à l'attention des personnes de l'art, mais même à celle des malades.

Si quelques femmes nous mettent dans la confidence des dérangements légers qu'elles éprouvent, elles s'y prennent de manière à laisser notre esprit dans le vague et notre jugement incertain, et quand nous sommes mis à même de reconnaître le mal, il est souvent trop tard, et là où nous aurions pu opposer des moyens de guérison efficaces, nous ne pouvons qu'apporter des palliatifs et des paroles de consolation.

Il est donc essentiel et de la plus haute importance que les femmes qui éprouvent quelque chose du côté des parties sexuelles sachent de bonne heure à quoi s'en tenir, surtout quand elles ont atteint leur âge de retour, époque de la vie, je ne saurais trop le répéter, où les affections cancéreuses sont beaucoup plus fréquentes et ont une marche infiniment plus rapide.

Faute de s'assurer d'une manière positive de leur situation, plusieurs femmes laissent aggraver un mal qui se met souvent en peu de temps au-dessus des ressources de l'art :

« Je fus appelé, dit M. Lisfranc, il y a un an environ, auprès de la femme d'un artiste; cette dame, jeune encore, était fraîche et brillante et pouvait à bon droit passer pour une des plus belles femmes de Paris. M. le professeur Moreau qui l'avait déjà examinée, désirait avoir mon avis, je la touchai; la matrice, réduite en une sorte de bouillie ou de putrilage, n'offrait qu'un bourbier fétide où le doigt s'enfonçait; il n'y avait plus de ressource. Quelques mois après elle avait succombé. »

Si cette maladie peut avoir chez une femme jeune encore, comme on vient de le voir, une marche aussi prompte et rester pour ainsi dire ignorée de la malade, elle doit marcher encore plus rapidement chez la femme privée de cette sorte d'épuration, qu'on me pardonne le mot, qui se fait par le flux périodique et rester plus aisément inconnue à un moment où les pertes qui sont un de ses caractères dominants peuvent la faire confondre avec une foule d'autres affections des mêmes organes dans lesquelles ces pertes se rencontrent aussi. Le fait suivant ne le prouve que trop.

Dans le cours de l'année 1851 je fus consultée avec M. le docteur La.. par une dame de quarante-cinq ans, femme d'un agent d'affaires, habitant la rue Saint-André-des-Arts, qui nous déclara que depuis la cessation de ses règles, qui s'était effectuée l'année précédente, elle éprouvait des maux de reins, des douleurs dans les aines et une perte tour à tour blanche et rouge, mais abondante.

Cette dame, mère de plusieurs enfants dont elle nous déclara être accouchée heureusement, avait bien le teint un peu jaune-paille propre aux femmes affectées de maladies cancéreuses, mais elle n'accusait pas ni les douleurs lancinantes qui s'irradient de la matrice aux reins, aux fesses et aux cuisses, ni cette pesanteur dans le bassin qui accompagne ordinairement un cancer avancé. Nous crûmes néanmoins devoir lui proposer de l'examiner tant avec le doigt qu'au spéculum. Elle consentit seulement à l'exploration avec le doigt.

Cette exploration à laquelle elle se soumettait avec un regret qui l'empêchait de donner tout le résultat désirable, permit néanmoins de constater qu'il existait un grand désordre du côté du col, mais de quelle nature était positivement ce désordre? C'est ce qu'il eût été possible de reconnaître par le spéculum auquel elle refusa obstinément de se soumettre.

Privés de ce renseignement et peu éclairés par les aveux de la malade, qui n'était venue me consulter que sur les instances réitérées de son mari, nous dûmes nous borner à lui faire faire des injections avec une eau chargée de principes émollients et calmants, à lui conseiller des bains de siége d'eau salée et l'application d'un cautère au bras.

Un mois se passa sans que la malade vint me voir, cependant sa perte étant devenue tout à coup plus abondante et contenant des grumeaux de matières grisâtres, et les douleurs ayant pris un caractère plus aigü, elle se décida à revenir et voulut bien se laisser examiner au spéculum.

Le docteur La.. se trouvant précisément

chez moi à ce moment, nous procédâmes ensemble à cet examen; mais quel ne fut pas notre étonnement de rencontrer la matrice dans un état tel que toute sa lèvre inférieure avait disparu sous l'action envahissante d'une ulcération qui avait déjà gagné la partie voisine du canal membraneux qui l'enveloppe; le reste de la matrice était dur, bosselée; le teint de la malade avait aussi notablement changé, son embonpoint avait disparu, et elle commençait à avoir la conscience de sa malheureuse position.

Nous reconnûmes effectivement une ulcération cancéreuse des plus avancées et nous avertîmes le mari des suites infailliblement funestes que devait avoir cette maladie.

Notre prévision ne se réalisa que trop vite, car en moins de deux mois l'ulcération avait gagné la plus grande partie du canal et, en arrière, avait pénétré jusqu'à l'intestin; les bosselures du corps de la matrice s'étaient également ulcérées, de telle sorte qu'il devenait dès-lors impossible de reconnaître la position primitive des parties.

Cette pauvre dame ne tarda pas à succomber, et son mari nous avoua que du moment où elle avait commencé à souffrir il l'avait engagée à demander des avis, mais qu'elle s'y était obstinément refusée et n'avait cédé qu'à ses douleurs dont elle avait dissimulé en tout temps, même jusqu'à sa fin, l'intensité.

Quand j'appris au doct. La.., la fin malheureuse de cette dame, ce praticien me cita plusieurs cas dans lesquels l'affection cancéreuse avait marché, presque pour ainsi dire à l'insu des malades, et en peu de temps, à une terminaison funeste.

Entre autres exemples il me communiqua en détail celui fourni par la femme d'un accoucheur distingué de Paris, dont j'avais moi-même beaucoup connu le père, ancien professeur d'accouchements aussi, qui, bien que ne s'étant jamais plainte, éprouva tout à coup à la suite des violents chagrins que lui occasionna un procès qui pouvait porter atteinte à l'honneur de son mari, des douleurs lancinantes vers la matrice, et succomba en quelques mois aux suites d'une affection cancéreuse des plus caractéristiques.

Puisqu'il importe tant d'être averti, dès le début, qu'une maladie ayant son siége dans l'intérieur des organes sexuels est de nature cancéreuse, voyons à quels signes on peut la reconnaître.

Au premier degré, si les règles existent encore, il y a trouble dans leur éruption ; si elles ont cessé elles ont été suivies ou remplacées par un écoulement blanc ou jaunâtre, soit permanent soit paraissant aux moments correspondants à ceux des règles.

Cet écoulement devient toujours mélangé de sang après le coït ; il y a pesanteur au-dessous du nombril, sentiment de pression sur le fondement et sur la vessie, d'où résulte une douleur soit en allant à la garde-robe, soit en urinant, élancements d'abord momentanés et se renouvelant à la plus légère secousse morale ou physique, puis continus ; tiraillements dans les reins, alternatives de boursoufflement et d'affaissement du ventre. Enfin, gonflement, dureté, sensibilité de la matrice.

Les incertitudes disparaissent au second degré, où il y a cancer déclaré.

Alors en effet le col de la matrice et quelquefois le corps, rarement les lèvres seules, se présentent au spéculum gonflés, durs, bosselés, plus ou moins rouges, mais lisses et sans érosion, douloureux à la moindre pression ; au plus léger attouchement il vient du sang presque pur.

En plaçant la main sur le bas-ventre ou en introduisant le doigt dans le fondement, on trouve des bosselures que leur extrême sensibilité permet de distinguer des corps fibreux qu'on rencontre assez souvent dans ces parties.

Ce moment est celui des douleurs permanentes, parfois sourdes, comme corrosives, mais toujours avec élancements vifs, courts, semblables à des coups d'aiguilles.

Les malades sont alors presque toujours dans le sang; puis elles perdent une matière aqueuse, abondante, inodore ou fade à peine filante. Cette perte séreuse, quand elle est abondante, est souvent un signe sinon de l'existence, du moins de l'imminence de l'ulcération et du développement des fongosités qui marquent le troisième degré ou la troisième période de la maladie, qui est l'ulcération.

Cette ulcération ne se fait que consécutivement à l'engorgement dur ou mou de la matrice. Il est donc facile de la reconnaître quand on a été averti par les signes précurseurs et le trouble que jette dans toute l'économie la maladie dont elle n'est qu'une des terminaisons.

Quand cette ulcération succède au cancer dur, c'est-à-dire au squirrhe, elle n'est à vrai dire que le passage à l'état de suppuration d'une de ses bosselures.

On voit alors au centre d'une masse indurée

représentant la matrice ou son col engorgé, des excavations ordinairement plus profondes que larges, et dont l'ouverture, surtout dès le commencement, est toujours plus étroite que le fond.

Il peut exister plusieurs de ces cavernes ulcérées qui, d'abord isolées, finissent par se réunir et n'en forment qu'une seule à bords irréguliers et laissant des espèces de ponts indurés qui divisent la cavité en plusieurs loges inégales.

Le fond de ces ulcères a une couleur variant entre le gris, le brun, le noir, le verdâtre; il fournit constamment une matière séreuse, sanieuse, noircie par du sang mêlé de détritus durs ou mous et de caillots de sang corrompu, qui souvent sont amenés au dehors avec le doigt à chaque examen, comme dans l'un des cas que j'ai cités il y a quelques instants.

Du fond de ces ulcères naissent aussi très-souvent des excroissances fougueuses, espèces de champignons qui saignent au moindre contact et donnent souvent lieu à des hémorrhagies inquiétantes. De ces excroissances découle une matière séreuse ou purulente d'une fétidité toute particulière dont l'odeur ne laisse aucun doute au praticien expérimenté sur l'état des parties qui le produisent.

Enfin toute l'économie se trouvant affectée, c'est le mot, la peau passe du jaune-paille au jaune plombé, les digestions languissent, le moral s'assombrit, et tout fait présager une fin prochaine.

Le tableau que je viens de tracer est à proprement parler celui du *cancer ulcéré*, c'est-à-dire de l'ulcération qui a suivi la désorganisation de la matrice dans sa totalité ou une de ses parties ; mais souvent la maladie commence directement par l'ulcération ; c'est alors ce qu'on nomme véritablement l'*ulcère*. Voyons à quoi on peut le reconnaître.

Cet ulcère à son début ne diffère pas sensiblement des autres ulcérations dont j'ai précédemment tracé les caractères. Aussi le simple toucher ne donnerait-il dans le commencement que des indications bien vagues si les douleurs lancinantes dont il est généralement accompagné ne tendaient à révéler sa nature.

L'examen au spéculum fournit à son égard des données plus positives. Il montre sa surface inégale plus ou moins anfractueuse, sillonnée; ses bords sont découpés en festons, taillés à pic et souvent séparés de la surface sur laquelle il est implanté par un filet rougeâtre, et il a une tendance à détruire plus en largeur qu'en profondeur.

Le fond sur lequel porte l'ulcère cancéreux est généralement dur, a deux et même trois lignes d'épaisseur et il laisse suinter une matière séro-sanieuse dont l'odeur, qui s'attache au doigt explorateur, est particulière, mais n'a pas la fétidité de celle que fournit l'ulcération qui suit le cancer.

Cet ulcère est plus sensible que vraiment douloureux au contact du doigt et du spéculum et donne lieu à des hémorrhagies subites par la destruction des vaisseaux sanguins, qui a lieu quand le mal s'est déjà étendu à une certaine profondeur.

Une question importante est celle de savoir si cet ulcère porte fatalement avec lui, si je puis parler ainsi, dès son début, son caractère destructeur et sa tendance à une terminaison funeste; ou bien si, simple d'abord, il n'acquiert pas dans quelques circonstances sa mauvaise nature de causes accidentelles; par exemple d'un traitement irréfléchi ou irrationnel.

Je partage entièrement cette dernière opinion, qui est aussi celle de madame Boivin qui s'exprime ainsi à son sujet :

« L'ulcère cancéreux du col et du corps de la matrice peut survenir sans cause locale comme aussi il peut être le résultat d'une fâcheuse dégénérescence d'ulcères primitivement tout différents. »

L'opinion contraire, je le sais, a été vivement soutenue dans ces derniers temps, mais l'acharnemet qu'on a mis à la soutenir n'aurait-il pas eu un peu pour but de servir d'excuse à l'usage banal, pour ne pas dire à l'abus qu'on faisait alors de la cautérisation, qu'on avait la prétention d'ériger en méthode générale et exclusive de traitement pour toutes les maladies de la matrice ?

Je suis de ce dernier avis et à ceux qui soutiendraient encore le contraire, je demanderais pourquoi il n'en pourrait pas être des diverses ulcérations de la matrice traitées par des moyens violents, tels que des cautérisations trop fortes ou trop souvent répétées, de même que de certaines excroissances survenues accidentellement chez des personnes bien portantes sur quelque point des surfaces muqueuses recouvrant des parties dont la composition se rapproche de celle du col de la matrice, comme aux lèvres par exemple.

En effet qu'un bouton se développe, même sans cause connue, au pourtour de la bouche ; le rasoir en passant journellement dessus enlèvera incessamment la croûte qui tend toujours à s'y former pour protéger la cicatrice ; la plaie s'irritera, ses bords deviendront durs et calleux, puis il se formera à son milieu une ulcération qui gagnera du terrain et menacera ainsi d'envahir de proche en proche une partie plus ou moins étendue.

Que fait-on contre ces ulcères arrivés au point de revêtir ce caractère inquiétant? S'amuse-t-on à les toucher avec la pierre infernale ou toute autre substance corrosive?

Non assurément, car l'expérience a démontré qu'un pareil traitement non-seulement serait insuffisant, mais encore ne pourrait qu'aggraver le mal en ajoutant une cause de plus à la dégénérescence des parties malades.

Or, si dans un grand nombre de cas on croit avoir des motifs bien fondés pour devoir s'abstenir de porter des caustiques sur les lèvres qui, libres et accessibles à la vue, permettent qu'on ne touche que le point voulu, pourquoi tant de hardiesse et de sécurité quand il est question de la matrice qui située profondément ne peut être, quoi qu'on en dise, que vue et touchée imparfaitement?

Tout cela est incontestable; mais telle est, malheureusement, la force de l'ascendant des doctrines ou des méthodes quand elles ont obtenu quelque vogue, que ceux mêmes qui en théorie sont bien convaincus de leur peu de fondement, en subissent en réalité le joug dans la pratique.

Je dis tout cela non pas pour détourner de l'emploi de la cautérisation dans le traitement des ulcérations de la matrice, mais pour prévenir l'abus qu'on pourrait en faire et démontrer que des ulcères primitivement simples pourraient bien avoir pris un mauvais caractère sous l'influence de cet abus.

Comme cette opinion est trop grave pour être avancée sans preuve, je l'appuie de l'observation suivante que j'emprunte d'autant plus volontiers au livre du docteur Pichard qu'elle lui a été fournie par un praticien que je viens de citer, et avec lequel j'ai vu la malade qui est devenue le sujet de ma dernière observation.

Madame Perm., âgée de quarante-cinq ans, d'un tempérament éminemment sanguin, mère de deux enfants dont l'un est une fille de vingt-quatre à vingt-cinq ans, bien portante et mère elle-même, éprouva dans le cours de 1840, ses règles ayant complètement disparues, éprouva, dis-je, quelques douleurs abdominales accompagnées d'un sentiment de pesanteur dans les reins et d'une perte en blanc que rien d'ailleurs n'annonçait être d'une mauvaise nature.

S'étant retirée des affaires et se croyant malgré l'avis de plusieurs médecins, affectée d'une maladie grave de la matrice, elle alla en 1841 se fixer aux Batignolles, où elle consulta le docteur La...

Ce médecin reconnut effectivement chez elle une légère hypertrophie (augmentation de volume) du corps et même du col, mais sans altération sur cette dernière partie, si ce n'est quelques petites tâches sur la lèvre postérieure et au milieu de ces tâches une sorte d'éraillure que le toucher avait fait supposer n'être qu'un de ces sillons qu'on remarque assez souvent en cet endroit chez les femmes qui ont été mères.

Ce qui autorisait surtout cette opinion, c'est que le contact du doigt sur cette éraillure ne déterminait aucune sensation chez la malade, dont le teint était d'ailleurs bon et qui assurait que sa mère et aucun de ses ascendants n'avaient eu de maladies de mauvaise nature.

Le docteur La... crut en conséquence devoir la rassurer sur la nature de sa maladie dont elle était très-disposée à s'aggraver l'importance.

Il lui conseilla de porter habituellement sur la peau un caleçon de flanelle et borna tout le traitement local à des injections journalières faites avec une décoction de roses de Provins et d'écorce de chêne rendue de temps à autre plus active par l'addition de quelques gouttes d'eau blanche, vu l'absence totale de douleurs et de tout autre signe d'irritation locale.

Cette dame n'ayant pas fait appeler le docteur La... pendant les cinq premiers mois de 1842, il la crut parfaitement rétablie, lorsque sur la fin de juin de cette même année, elle le pria de lui faire une visite et même, s'il le jugeait convenable, d'amener avec lui un praticien s'occupant plus spécialement des maladies du sexe parce qu'il lui semblait que son état, d'abord amélioré par le traitement prescrit, s'était réveillé par suite des fatigues et des peines que lui avait suscitées un procès important qu'elle venait de perdre.

Désigné par ce médecin (c'est M. P. qui parle), nous constatâmes effectivement une légère ulcération sur la lèvre postérieure du col duquel s'écoulait une mucosité séro-purulente, que nous supposâmes entretenir l'ulcération.

L'absence de toutes douleurs lancinantes et de toute odeur caractéristique ayant nécessairement encore éloigné de nous l'idée d'une dégénérescence cancéreuse, de l'utérus, qui d'ailleurs n'offrait pas un développement considérable, nous conseillâmes, vu l'état d'abattement de la malade, l'usage des eaux et autres préparations ferrugineuses, puis des frictions aromatiques et même des ventouses sèches aux cuisses; et pour traitement local des injections et même des douches avec une eau rendue un peu stimulante par un petite quantité d'alun et les eaux sulfureuses d'Enghien.

En moins de deux mois ce traitement avait eu de si bons résultats que l'écoulement avait sensiblement diminué, et que l'ulcération, pansée journellement avec un plumasseau de charpie imbibé de vinaigre rosat, ne s'apercevait presque plus.

Mais la malade, que la perte de l'appel du procès dont nous avons parlé plus haut, avait jetée dans un état continuel de tristesse et de chagrin, ne put croire à une guérison obtenue par des moyens aussi simples, et se laissa persuader par un guérisseur dont le nom figurait naguère sur les murs de la capitale qu'il n'y avait de salut pour elle que dans la cautérisation.

Sous l'influence de ce moyen les douleurs de sourdes et passagères qu'elles étaient, devinrent aiguës et continues ; l'écoulement prit un aspect sanguin, dégénéra même en véritable hémorrhagie, que renouvelait tout mouvement un peu violent. Ses forces se perdirent nécessairement, et l'estomac, qui jusque là avait assez bien rempli ses fonctions, ne put bientôt plus rien supporter.

Elle se décida alors à entrer dans un hôpital (la Pitié), où était alors établi un service spécial pour ces maladies.

Que se passa-t-il ? tout ce que nous avons pu en savoir c'est qu'on continua sur elle les cautérisations, et que deux mois environ après son entrée, elle avait succombé à des souffrances qui avaient toujours été en augmentant et qui, au dire de la fille, ne permirent pas de supposer qu'elle eût été enlevée par autre chose que par un véritable cancer de la matrice.

Passons au traitement des ulcérations cancéreuses, qui devient, sauf ce qui s'applique spécialement à la forme sous laquelle il se présente, le traitement du cancer en général.

On est malheureusement habitué à regarder le cancer comme une maladie incurable, surtout quand il survient chez des femmes qui sont à leur âge de retour.

Cette opinion, accréditée par le nom même que les anciens donnaient aux ulcérations cancéreuses qu'ils désignaient par l'expression de *noli me tangere* (ne me touchez pas), est aussi fausse que dangereuse, car elle conduit à abandonner la maladie à ses progrès naturels alors qu'on pourrait s'opposer, jusqu'à un certain point, à sa marche dévorante, l'affaiblir, prévenir ou diminuer une partie des souffrances qu'elle cause, prolonger la vie des malades, quelquefois les guérir tout à fait, comme j'ai été assez heureuse de le faire dans plusieurs circonstances, dont je citerai plus tard quelques-unes des principales.

Quoiqu'il en soit, c'est dans le principe qu'il importe d'attaquer le mal, qu'il se présente sous l'aspect de cancer induré ou d'ulcère cancéreux, il n'y a pas alors de ces désorganisations, de ces complications qui le mettent au-dessus des ressources de l'art.

Sans condamner les malades à cette immobilité absolue qu'on regardait naguère comme une condition, non-seulement essentielle, mais indispensable dans le traitement de toutes les maladies de la matrice, on ne peut cependant disconvenir que le repos ne soit une des premières choses à observer à l'égard surtout de celles de ces maladies qui prennent un mauvais caractère.

Tout mouvement violent, toute marche forcée ne peut, en effet, qu'entretenir l'espèce d'irritation (de mouvement fluxionnaire) comme on le dit, qui existe toujours dans ces maladies à leur début.

Mais de ce que cette irritation est manifeste faut-il en conclure que les saignées, soit générales, soit locales, trouvent fréquemment leur application ? non sans doute ; aussi ne faut-il les employer dans les cas de cancer bien avérés que quand il y a nécessité absolue et rarement en dehors de cette nécessité.

Faites sur l'organe malade par des sangsues les saignées y attirent aussi bien le sang qu'elles peuvent l'en dépouiller ; faites loin de cet organe (saignées du bras), et répétées huit ou dix fois en un mois, comme on le faisait naguère sous l'instigation d'un chirurgien de l'hôpital de la Pitié, elles peuvent, tout en dérivant le sang, affaiblir l'économie et ajouter une cause de délibitation à celle qu'une maladie aussi grave entretient toujours dans toute l'économie.

Il n'en est pas même des grands bains émollients prolongés ; secondés par l'abstinence absolue des rapports conjugaux, un régime alimentaire doux, des cataplasmes adoucissants sur le bas-ventre, ils conviennent presque toujours et sont d'un grand secours pour apaiser le mal, l'adoucir, le simplifier, en arrêter ou en prévenir les progrès.

On s'est aussi demandé si les bains froids, ceux de rivière, de mer, les bains d'eau minérale, conviennent également. Il existe à cet égard un préjugé qui les fait rejeter et porte à ne regarder comme utile que les bains émollients, mucilagineux.

C'est une erreur : les bains à basse température peuvent être utilement employés, même ceux d'eau minérale : le premier effet d'un bain qu'on donne comme anti-inflammatoire étant de soustraire le calorique, il doit très-souvent trouver son application dans une maladie qui, dans son début, est ordinairement marquée par un sentiment de chaleur.

J'ai vu des femmes attaquées de cancer se trouver très-bien des bains de mer et même des bains d'eau ferrugineuse ou sulfureuse.

Les révulsifs sur la peau, comme les vésicatoires, les cautères, les ventouses, les moxas, sont encore des moyens qu'on emploie avec succès pour modérer la marche envahissante de la maladie ; mais il est prudent de ne les employer que quand la période aiguë est passée ; autrement ils pourraient aggraver le mal en augmentant l'irritabilité générale. Les ventouses sont de ces quatre moyens ceux dont on retire les meilleurs effets ; on les applique soit aux reins, soit dans les aines, soit à la partie la plus élevée des cuisses. On se trouve quelquefois très-bien aussi d'un cautère placé à la jambe.

Voici un fait qui prouve que les bains de mer sont très-souvent un excellent résolutif pour les engorgements qu'on peut soupçonner de mauvaise nature.

Une dame de quarante-huit ans, d'un tempérament bilieux, mère de deux enfants, dont l'un est une demoiselle de vingt-cinq ans mariée elle-même et d'une santé parfaite, vint, il y a trois ans, me consulter pour des douleurs qu'elle ressentait depuis quelques années dans les reins et dans le bas-ventre. Elle avait cessé de voir depuis cinq ans, et ces douleurs ne s'étaient pas déclarées immédiatement après la cessation de ses règles, mais seulement deux ans environ après.

L'ayant examinée, tant par le toucher qu'au moyen du spéculum, je reconnus le col engorgé et offrant quelques légères aspérités qui, au toucher, semblaient être des érosions, mais que la vue reconnaissait être le résultat de quelques cautérisations auxquelles elle avait été soumise il y avait une huitaine d'années, de la part d'un médecin de Limoges, autant que je puis le croire, qui avait cru voir chez elle une ulcération granuleuse.

Cette dame n'avait du reste aucune perte, de celles surtout qui caractérisent l'état cancéreux ; elle n'éprouvait pas non plus de douleurs bien caractéristiques. Tout chez elle se résumait, pour le moment, en un engorgement très-prononcé sur la nature duquel le traitement qu'elle avait subi à Limoges pouvait seul faire porter un jugement peu favorable.

Je conseillai à cette dame de rester quelque temps à Paris pour s'y soumettre à un traitement rationnel. Elle y resta un mois environ et, malgré les soins de toute nature qu'elle y reçut, l'engorgement ne fit que diminuer, mais ne disparut pas. Ce traitement consista en injections, en préparations résolutives prises à l'intérieur.

Dans ces entrefaites elle entendit prôner les hauts faits d'un médicastre, qui prétend guérir, par des moyens connus de lui seul, toutes les affections cancéreuses même les plus avancées. Elle me fit part du désir qu'elle avait de s'adresser à lui. Je la détournai lui faisant remarquer que rien dans son état ne dénotait la maladie dont elle se croyait atteinte, et que d'ailleurs si elle existait, elle était à un si faible degré que les remèdes violents pouvaient bien plutôt l'aggraver que la combattre avantageusement.

N'ayant pas tenu compte de mes conseils, elle alla trouver le médecin en question, et n'étant pas tombée d'accord avec lui sur le prix rénumératif de ses soins, elle revint me compter sa mésaventure. Je lui donnai, pour la soustraire à la tentation de se confier aux empiriques qui la convoitaient et dont j'avais eu plusieurs fois occasion de reconnaître l'ignorance et les manœuvres extra-scientifiques, je lui donnai, dis-je, l'avis d'aller passer la belle saison toute entière aux bains de Dieppe. Elle suivit cet avis, emportant avec elle plusieurs flacons d'une eau dont elle s'était fait des injections pendant son séjour à Paris, et un plan de conduite à suivre pour son régime.

Ce conseil fut suivi et au mois d'octobre suivant, c'est-à-dire cinq mois après, elle vint me revoir. L'ayant examiné de nouveau, je fus obligée de reconnaître le bon effet qu'elle avait retiré de son séjour aux bains de mer. Depuis j'ai eu occasion de recommander ces bains à plusieurs dames qui ont également à s'en féliciter. J'ai même conseillé avec avantage les douches d'eau salée à quelques-unes pour lesquelles le déplacement était impossible.

Ces différents moyens calment la douleur, modèrent la marche de la maladie, mais ils ne répondent pas à l'opinion qu'on a de sa nature intime qu'on regarde avec raison comme tenant essentiellement à un vice du sang.

Aussi a-t-on cherché à lui opposer des moyens généraux. Ces moyens sont pris parmi les substances auxquelles on attribue une propriété résolutive, en un mot parmi les fondants : les principaux sont le mercure, l'iode, la ciguë. Chacun d'eux peut trouver sont application ; c'est au praticien à juger de l'opportunité de leur emploi.

Je crois seulement devoir avertir les malades que si les préparations dans lesquelles entre l'iode, dont l'emploi est aujourd'hui tellement en vogue que son usage devient presque banal, ont une action résolutive marquée, elles portent cette action sur les organes sains aussi bien que ceux qui sont malades. De telle sorte que les personnes qui en font usage se voient promptement maigrir.

Des diverses préparations d'iode, c'est l'iodure de potassium ou l'hydriodate de potasse qui est le plus usité. On doit en suspendre l'usage dès que l'estomac paraît se fatiguer, et que les digestions languissent.

Ce que je dis de l'iode, je le dis avec plus de raison encore des préparations arsénicales, dont on vante depuis quelques années les bons effets dans les affections cancéreuses. Les avantages attachés à leur emploi ne compenseront jamais, à mon avis, les dangers auxquels elles exposent, et j'engage les malades auxquelles on les propose à renoncer à leur emploi.

Mais quand le cancer est ulcéré, que cet ulcère en soit la terminaison ou en ait marqué le début, on conseille communément de le cautériser soit avec la pointe d'un crayon de nitrate d'argent, soit avec un pinceau imbibé d'un acide concentré, comme l'acide nitrique, le nitrate acide de mercure. On va même jusqu'à employer le fer rouge à blanc, et on répète cette opération de temps en temps, suivant le besoin.

Cette cautérisation a donné lieu à tant d'abus, on a cautérisé tant de femmes qui auraient pu s'eu passer, que je ne saurais trop recommander aux malades d'exiger qu'on en soit sobre à son égard.

Sans doute, si on avait affaire à une ulcération qui offrit, de prime abord, un véritable aspect de malignité, on agirait sagement en enlevant la partie qu'elle intéresse; mais pour être certain, autant que possible, du succès, il faudrait qu'on pût agir assez profondément pour détruire tout le mal.

Dans ce cas, le fer rouge, dont l'action, quand il est bien appliqué, n'est presque pas douloureuse, conviendrait assez bien, parce qu'il agit profondément et se limite mieux.

Je ne rejette donc pas la cautérisation comme moyen de traitement des ulcérations de la matrice de mauvais caractère, puisque j'y ai assez souvent recours, mais je crois qu'il faut être sobre de son emploi et prudent dans son application, car de ces deux choses l'une :

Ou bien elle est appliquée à des ulcérations qui ne sont pas de mauvaise nature, et alors on risque en les irritant intempestivement de les aggraver, ou bien on l'emploie pour des ulcérations véritablement cancéreuses, et il est rare alors que, telle qu'on l'applique ordinairement, elle atteigne le mal jusqu'à sa racine.

Enfin, si chercher à attaquer le cancer dans sa cause même, puis traiter l'ulcération qui le suit ou l'accompagne sont deux choses importantes à faire à son égard, il en reste une troisième qui n'est pas à dédaigner, c'est de calmer les atroces douleurs dont il est souvent accompagné.

C'est ordinairement par les préparations dans lesquelles entre l'opium qu'on remplit cette troisième indication; l'extrait gommeux d'opium, la solution de cet extrait ou laudanum, la morphine, ou principe actif de l'opium, pris par la bouche, en lavements, ou mis sur la peau, sont celles qu'on emploie le plus communément ; viennent ensuite l'eau de laurier cerise, l'extrait de laitue, de belladone, de jusquiame, etc.

Mais, quelqu'employées que soient ces substances, elles sont loin d'avoir toujours les bons effets qu'on en attend : continuées trop longtemps, non-seulement elles n'agissent plus, mais elles occasionnent bientôt de l'insomnie et une sorte d'ivresse qui va quelquefois jusqu'à un demi empoisonnement.

Là se borne ce que nous devons dire des ulcérations de la matrice, et ce que doivent savoir les personnes intéressées à connaître les principes sur lesquels est basé leur traitement. De plus amples détails ne trouveraient leur place que dans un traité de médecine proprement dit, que nous n'avons pas eu l'intention de faire.

Quant aux ressources qu'en cas extrêmes

quelques chirurgiens ont cru trouver dans l'enlèvement, avec le bistouri, de la partie attaquée, je crois qu'on fait bien de renoncer tout-à-fait à leur emploi. Tant d'accidents funestes en ont été la suite, que je ne conçois pas comment on a pu être si longtemps à les repousser.

J'engage donc les femmes auxquelles on proposerait de pareils moyens à ne pas s'y soumettre, sous quelque prétexte que ce puisse être, et à s'abandonner plutôt aux forces de la nature que de courir des chances qui tournent toujours contre elles, car la plupart des femmes qui ont eu la faiblesse de s'y soumettre ont succombé à l'opération elle-même.

Descentes de matrice. — Les divers abaissements de la matrice étant le résultat habituel de couches répétées, doivent être bien plus communes chez les femmes arrivées à leur retour d'âge.

Cependant, comme ce n'est pas la cessation des règles par elle-même qui les occasionne, je me bornerai à en dire quelques mots, renvoyant à mon *Manuel de la Jeune Mère* les explications qui concernent tant la manière dont elles s'effectuent que les moyens qu'on peut leur opposer. Or, cette maladie a trois degrés :

Dans le premier, la matrice s'abaisse légèrement, en s'enfonçant dans le canal vulvo-utérin, c'est le simple abaissement.

Dans le second, elle envahit le tout ou la plus grande partie de ce canal et se présente à peu de distance de l'ouverture extérieure, c'est la descente.

Dans le troisième, elle franchit cette ouverture et se montre au-dehors, entraînant avec elle le canal lui-même, qui se retourne comme un doigt de gant enfoncé, c'est la chûte proprement dite.

La descente de la matrice, dans les cas simples les plus ordinaires, doit se pressentir aux signes suivants : Sentiment habituel et pénible de pesanteur dans le bassin, tiraillement continuel dans le creux de l'estomac, dans les aines et jusque dans les reins, augmentant surtout dans la marche et dans tous les efforts soit pour tousser, éternuer ou soulever un fardeau, affaiblissement de la voix.

Quand la maladie parvient à un degré avancé, il y a ordinairement constipation et envies fréquentes d'uriner, une perte en blanc et souvent en rouge, des douleurs générales dans tout le ventre, des syncopes prolongées au moindre effort, et assez souvent des hémorrhagies. Quand le déplacement de la matrice se fait subitement, les signes qui l'accompagnent sont toujours plus prononcés et plus graves que lorsqu'il se fait lentement.

On remédie aux descentes de la matrice par deux ordres de moyens : moyens médicaux, moyens mécaniques. Les uns ont pour but de redonner aux organes la force qu'ils ont perdue, les autres de la soutenir à la place qu'elle doit naturellement occuper.

Les premiers consistent en une bonne nourriture, des injections fortifiantes et astringentes (resserrantes), des bains de mer, en un mot tout ce qui peut relever l'ensemble de la constitution et donner du ton aux parties affaiblies.

Les moyens mécaniques agissent extérieurement ou intérieurement.

Ceux qui agissent extérieurement sont ou des ceintures dites hypogastriques, qui, exerçant une pression immédiatement au-dessus des os pubis, soutiennent la matrice élevée, ou des appareils qui, pressant en dessous des parties génitales extérieures, soutiennent l'organe à son passage et empêchent sa chûte complète.

Les moyens mécaniques agissant intérieurement sont ce qu'on nomme des *pessaires*, instruments construits soit en ivoire, soit en buis, mais le plus ordinairement en gomme élastique, et qui, enfoncés jusqu'au point d'élévation que doit avoir la matrice, s'adaptent à sa forme et la maintiennent en prenant un point d'appui de chaque côté des os et du bassin.

Je me demande encore ici auxquels de ces

ordres de moyens médicaux et mécaniques il faut donner la préférence?

Je réponds encore à aucun des deux exclusivement; car, en agissant uniquement par les moyens médicaux, on n'obtient de résultats favorables qu'après un temps fort long, et le repos auquel on est forcé d'assujettir les malades pour maintenir la matrice en place, détruit une partie des bons effets du traitement; d'un autre côté, par l'emploi des moyens mécaniques, on ne remédie qu'à un effet sans combattre la cause principale de la maladie.

C'est donc, je le répète, à combiner sagement et avec prudence l'emploi de ces deux ordres de moyens que doivent tendre les personnes de l'art et que doivent exiger d'elles les malades.

Il ne faut pourtant pas se le dissimuler, les moyens mécaniques sont le plus souvent ceux auxquels on est forcé d'avoir recours, parce qu'ils soulagent promptement et ne condamnent pas au repos.

Or, parmi ces moyens, les ceintures qui, comme je viens de le dire, agissent en soulevant et en soutenant le ventre de bas en haut, sont préférables, quand elles remplissent bien le but qu'on cherche à atteindre.

Les pessaires occasionnent tant de gêne dans leur emploi et soumettent les femmes à tant de désagréments, soit pour leur application, soit pour les soins de tous les instants auxquels ils assujettissent, qu'on renonce de plus en plus à leur usage, et qu'on limite cet usage à des cas extrêmes et pour ainsi dire exceptionnels.

Je viens de dire que les ceintures étaient de bons moyens quand elles agissaient bien en soulevant les viscères contenus dans la cavité abdominale, et en débarrassant ainsi la matrice du poids qu'ils exercent sur elle.

Les ceintures hypogastriques, telles qu'on les a faites jusqu'à présent, ont malheureusement cet inconvénient que si, au moment où on les applique, elles soutiennent le ventre élevé, elles remontent au moindre mouvement, surtout chez les femmes qui n'ont pas cette partie très-développée, et agissent ainsi non plus en soulevant le ventre, mais en le pressant, ce qui est positivement le contraire de ce qu'on doit chercher à obtenir.

On croit bien pouvoir remédier à cet inconvénient qu'ont toutes les ceintures de tendre à remonter, en les garnissant de sous-cuisses ; mais ou bien ces sous-cuisses sont élastiques, et alors ils prêtent assez pour ne pas empêcher la ceinture de remonter, ou bien ils sont faits en tissu résistant, et ils coupent les parties sur lesquelles ils pressent.

C'est donc, comme j'ai eu occasion de le dire bien souvent, et comme je me fais un devoir de le répéter ici, pour rendre aux ceintures tous les avantages que le bon sens et l'expérience démontrent attachés à leur emploi, que j'ai imaginé celles que je nomme *sous-abdominales*, pour bien faire comprendre leur véritable manière d'agir.

Ces ceintures, dont la forme varie suivant le besoin, sont maintenues fixées au moyen d'embrasses qui, entourant la cuisse, viennent s'attacher au rebord de la ceinture, de manière à former avec elle une espèce de caleçon qui embrasse toute la partie inférieure du torse, en laissant libres les ouvertures naturelles.

Leur fixité les rend encore propres à recevoir intérieurement des pelottes ou tout autre moyen contentif que réclameraient des hernies inguinales, ombilicales ou autres.

Ces ceintures, qu'on ne trouve que chez moi, puisque je m'en suis assuré la propriété par l'obtention d'un brevet d'invention, sont d'une telle efficacité, qu'employées par moi ou recommandées par plusieurs médecins qui en ont de suite compris les avantages, elles ont non-seulement soulagé immédiatement toutes les femmes qui en ont fait usage, mais encore radicalement guéri un grand nombre.

Elles sont, d'ailleurs, d'un emploi si facile et si commode, que beaucoup de femmes les portent, lors même que la cause pour laquelle on les leur a conseillées a cessé.

Enfin elles sont les seules que puissent employer avantageusement les personnes qui montent à cheval, les danseuses, les chanteuses, pour modérer la pression que ces divers exercices font toujours ressentir vers le bas-ventre (1).

Quant aux pessaires, auxquels on est souvent obligé d'en venir pour soulager avant tout la malade qui souffre, sauf à employer plus tard le traitement général capable de donner à l'organe abaissé le ressort nécessaire pour qu'il se maintienne à sa place naturelle, on doit choisir, tant pour leur forme que pour la matière dont ils sont composés, ceux qui sont le mieux appropriés à chaque cas.

Pour mon compte personnel, je n'emploie presque jamais ceux en ivoire, ni à plus forte

---

(1) On peut se procurer chez moi la notice dans laquelle sont indiqués leurs avantages et la manière de les appliquer. Leur prix les rend accessibles à toutes les fortunes.

raison ceux en buis parce que s'ils ont une surface parfaitement unie, ils perdent cet avantage par leur dureté qui les met à même de meurtrir les parties sur lesquelles ils portent. Aussi leur préfère-t-on avec raison ceux en caoutchouc ou gomme élastique.

Je me sers souvent avec avantage d'un pessaire à air, surtout dans les premiers moments, c'est-à-dire pour soulager immédiatement. On introduit ce pessaire vide, et une fois parvenu à la hauteur nécessaire, on le gonfle au moyen de l'air injecté par son tuyau. On en a aussi qui s'introduisent tout gonflés et dont l'air ne peut s'échapper.

Quel que soit d'ailleurs le pessaire auquel on aura donné la préférence, il a besoin d'être entretenu dans un grand état de propreté.

Aussi est-on obligé de les faire souvent enlever, autrement ils sont bientôt altérés par l'humidité des parties avec lesquelles ils se trouvent en contact, et alors ils deviennent une cause incessante d'irritation et de malpropreté. Plus d'ailleurs on les laisse séjourner, plus il devient difficile de les enlever. Le simple bon sens doit faire pressentir qu'un moyen de remédier à une partie des inconvénients qu'ils entraînent, c'est de faire journellement des injections avec de l'eau convenablement aromatisée.

J'ai déjà dit dans mon *Manuel de la jeune Mère* que quelques personnes proposaient de chercher à remédier aux divers abaissements de la matrice en introduisant dans le canal qui y aboutit des sachets remplis de diverses substances.

Ces personnes prouvent par là qu'elles ne se font pas une idée exacte de la manière dont la matrice se maintient en place : elles pensent que ce sont seulement ses ligaments qui la soutiennent, et elles ne savent pas que le canal vulvo-utérin représente par le rapprochement de ses parois un canal plein ou mieux un cône formant une espèce de colonne de support.

Or, plus on tiendra ses parois écartées, plus

on diminuera la force de ce support, et plus par conséquent on lui enlèvera la faculté de s'opposer au passage de la matrice par leur rapprochement.

Ces sachets d'ailleurs ont encore l'inconvénient, comme tous corps étrangers, d'entretenir une irritation permanente sur toute la surface avec laquelle ils sont en contact, et par conséquent d'aggraver le mal au lieu de le détruire.

Ainsi aux yeux de toute personne qui se donne la peine de réfléchir, il devient évident que le traitement que je propose et que j'adopte à l'exclusion de tout autre, est le plus rationnel.

Ce traitement consiste, comme moyen je ne dis plus aujourd'hui *provisoire*, mais comme moyen *essentiel*, en une ceinture assez bien appliquée pour soulever et soutenir le ventre ; il est le seul qui réponde à l'idée qu'on doit se faire d'un abaissement de la matrice ; sauf, si le cas l'exige impérieusement, à placer provisoirement un pessaire, et à donner du ton ou du ressort aux parties affaiblies, par des injections de substances toniques et même astingentes appropriées à la cause de la maladie, et à la constitution de la personne.

Hydropisie ou kyste des ovaires.—On nomme ovaire un organe glanduleux qui, tenant à l'extrémité des ligaments suspenseurs de la matrice, occupe profondément de chaque côté de la partie inférieure du bas-ventre la partie qui répond aux flancs; ce n'est autre chose que la *grappe,* c'est-à-dire le corps qui contient les ovules humains.

Aujourd'hui qu'on connait le rôle que ces organes jouent dans la menstruation, dont ils seraient les agents directs, on explique très-bien pourquoi ils sont souvent malades chez les femmes à l'âge de retour.

Mais des diverses maladies qui peuvent les atteindre de quarante à cinquante ans, la plus fréquente est le kyste ou la formation dans son épaisseur d'une poche qui contient très-souvent de l'eau, mais très-souvent aussi des débris de matières animales comme des poils, des substances grasses, des corps analogues à des dents, des fragments de jeunes os. Tantôt ces substances sont réunies dans la même poche, tantôt il n'en existe que quelques-unes.

Les auteurs sont loin de s'accorder sur la question de savoir comment ces corps se produisent dans l'ovaire plutôt que dans toute autre partie.

L'opinion qui a cours aujourd'hui à ce sujet c'est que ces corps ne sont autre chose que des débris de fœtus qui ne sont pas arrivés à complet développement. En effet, l'ovaire fournissant l'œuf humain, ce dernier peut y être arrêté au moment où il est fécondé et ne pas arriver dans la matrice qui n'est que le réceptacle dans lequel il se développe ; puis il y est en partie absorbé pour ne laisser que quelques traces de sa présence.

Ces débris se révèlent surtout au moment

où le sang des règles cessant de congestionner l'organe ; les corps étrangers qui s'y trouvaient emprisonnés cherchent à s'en dégager en vertu de ce travail de la nature qui tend sans cesse à rejeter les corps qui lui sont étrangers.

Quoiqu'il en soit de l'origine de ces tumeurs, elles peuvent acquérir un volume considérable. On en rencontre depuis la grosseur du poing jusqu'à celui d'une tête d'enfant, et même de beaucoup plus grosses.

Elles sont tantôt libres et mobiles, d'autres fois fortement adhérentes aux parties voisines. Le liquide qu'elles contiennent ordinairement est aussi variable dans sa couleur que dans sa densité ; il est quelquefois clair et laiteux, mais souvent épais comme de la graisse, de la gelée et même du suif.

On peut confondre ces tumeurs avec d'autres maladies, mais surtout avec une grossesse, car une partie quelconque du ventre augmentant de volume chez une femme de quarante à quarante-cinq, et ses règles venant à manquer, on sera certainement au premier abord embarrassé de savoir si la cessation des règles est la la conséquence de ce développement ou bien si elle lui est étrangère, n'étant que le premier temps de leur disparition complète. Mais un examen attentif fera aisément reconnaître la la vérité.

En effet, les règles, dans le cas de grossesse disparaissent ordinairement pour ne plus reparaître pendant neuf mois ; dans leur disparition sous l'influence de l'âge critique, elle reviennent presque toujours, ainsi que je l'ai dit dans la première partie de cet ouvrage, et, dès qu'elles reparaissent, la tumeur persistant, on a tout lieu de croire qu'il n'y a pas de grossesse.

D'ailleurs dans la maladie qui nous occupe le volume du ventre n'augmente communément que d'un côté, le plus souvent à droite ; la tumeur s'est élevée peu à peu de la partie inférieure du bassin ; elle se déplace aisément quand la malade est couchée sur le dos, lors même qu'elle serait adhérente aux parties voisines.

En la palpant attentivement avec la main on pourra déterminer son volume, sa forme, sa résistance; et on n'y rencontrera jamais de mouvement, tandis qu'il est rare que dans une grossesse de plus de quatre mois la main appliquée sur le ventre n'y perçoive pas des mouvements, ne fût-ce que des frémissements.

Enfin la personne de l'art aura encore un moyen de reconnaître s'il y a ou non grossesse, ce sera de mettre l'oreille sur la tumeur : s'il y a grossesse, on entendra les battements du cœur de l'enfant qui se perçoivent assez distinctement vers les trois et quatre derniers mois; puis, à cette époque, le toucher, s'il est possible, ne laissera aucun doute.

Je dis si le toucher est possible, car il est des circonstances où une femme ne le permet pas, où même on ne peut guère le proposer, si elle déclare être fille. Dans ce cas une erreur est possible; en voici une preuve qui m'est fournie par M. le docteur La.. O.

Une femme de quarante-trois ans, d'un tempérament mou et lymphatique, au service de monsieur P. de N., se plaint de douleurs dans les reins, de fréquentes envies d'uriner et d'un état de lassitude auquel elle n'est pas habituée. Ses maîtres consultent un médecin qui, sur l'affirmation positive de la malade, corroborée de la bonne opinion que tout le monde a d'elle déclare qu'elle n'est pas enceinte, conseille une application de sangsues au siége, des demi-bains, quelques jours de repos, une tisane adoucissante, rendue un peu diurétique par l'addition de quelques grains de sel de nitre.

Six mois se passent sans que cette position change, surtout sans que les règles reviennent; seulement le ventre grossit et l'état de gêne général dont se plaint la malade augmente. Elle fait part de son état à un autre médecin qui reconnaît dans le flanc droit une tumeur dans laquelle aucun mouvement ne se fait sentir et que sur l'affirmation réitérée de la malade qu'elle n'est pas enceinte, il déclare être un kyste de l'ovaire, mais tellement avancé qu'il juge son ouverture nécessaire et même tout à fait urgente.

Il adresse en conséquence la malade à M. le docteur Chassaignac, chirurgien de l'hôpital Lariboissière, par un billet ainsi conçu : un examen attentif m'ayant démontré que la nommée Marg., que je prends la liberté de vous adresser, n'est pas enceinte, mais atteinte d'un kyste de l'ovaire, je crois qu'une opération chirurgicale peut seule la délivrer ; ayez l'obligeance de la recevoir dans votre service.

Le lendemain, le médecin qui avait été primitivement consulté, se trouvant dans la maison habitée par la malade est informé de l'avis donné par son confrère la veille et appliquant la main sur le ventre de cette dernière, il déclare que si elle ne lui donnait pas positivement sa parole non-seulement qu'elle ne se croit pas enceinte, mais encore qu'elle ne s'y est pas exposée, il croirait à une grossesse à terme, et dans tous les cas qu'il ne pense pas que la tumeur soit un kyste aqueux, mais bien un squirrhe de l'ovaire, car elle est ferme et dure *comme la tête d'un enfant.*

La malade étant sur le point de se fâcher du doute dont on semblait être à son égard, ce médecin n'insista pas, et cela d'autant mieux que s'il avait proposé à la malade de la toucher, elle eût pu trouver cette proposition plus qu'indiscrète se déclarant *demoiselle.*

Le soir même, pas plus tard, de fortes douleurs surviennent tout à coup, la poche des eaux se présente et se vide, une sage-femme est appelée et reçoit un enfant parfaitement à terme et bien portant. La malade honteuse déclare alors qu'elle ne se croyait pas enceinte parce qu'elle ne s'y était que *peu* exposée, mais elle persiste à dire qu'elle n'a jamais senti remuer.

Ce qui ferait présumer qu'elle disait vrai en cela, c'est qu'une fois l'enfant sorti la matrice tomba dans une inertie complète qui retint le délivre trois jours et que la crainte des accidents qui suivent si souvent les délivrances forcées engagea à n'en opérer l'extraction que sur la fin du quatrième jour.

Cette observation prouve donc, je le répète, que chez les femmes qui sont dans l'âge où les règles peuvent cesser, il est possible de prendre une grossesse pour une tumeur de l'ovaire, surtout quand la femme nie la possibilité de la grossesse et que sur cette dénégation on se voit privé des moyens d'investigation, seuls capables de lever tous les doutes.

Je ne dis rien du traitement de l'hydropisie et du squirrhe de l'ovaire, ce traitement étant avant tout chirurgical; car si la tumeur qui est commune à ces deux maladies est pleine d'un liquide quelconque il faut la vider; si elle est squirrheuse on est obligé de l'enlever par une opération dont il est facile de prévoir que les suites doivent être extrêmement graves.

Maladies du sein. — Quand on réfléchit aux fonctions auxquelles la nature a destiné les seins et aux liens sympathiques qui doivent nécessairement les tenir étroitement unis aux organes qui fournissent le sang menstruel, on prévoit de suite qu'un trouble aussi grand que celui qui survient, dans ces derniers au moment où ce sang cesse de leur parvenir, doit se faire vivement ressentir sur les premiers.

C'est effectivement ce qui a lieu, aussi est-il peu de femmes qui, arrivées à leur âge critique, n'éprouvent quelque chose du côté des seins.

Souvent elles ne ressentent qu'un gonflement partiel, que des douleurs passagères, mais souvent aussi elles y éprouvent de véritables maladies : dont les plus graves sont des névralgies, et des tumeurs de nature diverse dont quelques-unes ont une tendance à dégénérer en cancers, ou toutefois en affections envahissantes et à marche difficile à modérer.

Névralgies. — Il est peu de femmes qui au moment de leurs règles n'aient éprouvé du côté des seins des sensations extraordinaires, souvent même de véritables douleurs.

Quand ces douleurs se renouvellent, sans qu'il y ait tuméfaction ni chaleur, elles constituent ce qu'en médecine on nomme des *névralgies.*

Ces névralgies apparaissent très-souvent à la cessation des règles avec une grande intensité, et dans quelques cas les remplacent, c'est-à-dire surviennent périodiquement aux époques menstruelles, comme dans le cas suivant :

Madame de Brati., d'un tempérament nerveux, née de père et de mère de semblable constitution, fut réglée à quinze ans, mariée à seize, mère à dix-huit, et éprouva dès les premières années de son mariage de violents chagrins.

A dater de sa dernière couche, qui fut assez pénible, elle ressentit à chaque époque menstruelle, jusqu'à l'âge de quarante-six ans, des frémissements dans les seins, des sensations de froid qui allaient quelquefois jusqu'à l'engourdissement et à la douleur. Quand ses règles éprouvèrent ces irrégularités, qui sont les signes précurseurs de leur disparition, cet état de gêne, d'engourdissement se prononça davantage et dégénéra en élancements qui passaient d'un sein à l'autre avec la rapidité de l'éclair.

On chercha vainement à calmer ces douleurs, dont le retour devenait de plus en plus fréquent, non-seulement par des applications sur les parties douloureuses de substances dites calmantes, comme des cérats opiacés, des cataplasmes laudanisés; mais encore par des boissons narcotiques, telles que celles dans lesquelles entrent l'opium, l'acétate de morphine, uni au quinquina, le laurier-cerise, la belladone, la valériane, etc., elle n'en éprouva rien.

Son médecin, à bout de ressources, se décida alors à l'envoyer passer une saison aux eaux de Barèges qui, comme on sait, sont essentiellement sulfureuses. Son attente ne fut point trompée car elle éprouva un grand bien de ces eaux, et on crut en consolider les bons effets par l'application d'un cautère au bras du côté où les douleurs s'étaient toujours fait plus vivement sentir.

La guérison s'est-elle définitivement maintenue? C'est ce que j'ignore, mais ce que je puis affirmer, c'est que j'ai vu cette dame six mois environ après son retour des eaux, et à cette époque elle n'avait encore rien ressenti de ses anciennes douleurs.

Si cette observation est concluante, quant à la possibilité de voir survenir des douleurs purement nerveuses dans les seins, elle ne donne pas une très-grande opinion du traitement qu'on peut lui opposer, mais dans des cas semblables, si la douleur violente persiste malgré l'emploi des moyens que nous venons d'indiquer, on peut leur en ajouter plusieurs autres comme des pilules de musc et de castoréum, des potions dans lesquelles entrent la ciguë, la jusquiame noire, la laitue vireuse.

Un honorable praticien, digne de foi sous tous les rapports, m'a même rapporté avoir vu une névralgie de cette nature céder à un vomitif donné deux jours avant son retour pendant quatre fois consécutives.

Cette conduite peut être imitée ; mais je n'approuve pas le conseil que donnent quelques médecins de faire sur le sein douloureux des applications de sangsues, surtout quand la douleur est purement nerveuse, c'est-à-dire quand il n'y a ni battements, ni chaleur, ni rougeur : par ce moyen on s'exposerait à attirer le sang sur la partie et à l'y fixer, tandis qu'il y a nécessité à l'en tenir autant que possible éloigné.

Quel que soit d'ailleurs le moyen qu'on aura employé, externe ou interne, on en secondera puissamment l'effet en se couvrant le sein malade d'une peau de cygne, d'une ouate légèrement saupoudrée de camphre, et à l'intérieur en prenant par jour quelques prises de sulfate de quinine, une nourriture fortifiante ; en habitant dans un lieu sec et aéré ; en s'abstenant des rapports sexuels ; en se privant du grand monde, des grandes émotions, comme celles qui naissent de la fréquentation des théâtres, de la musique, etc.

Tumeurs (ou *grosseurs*) *du sein.* — Ces tumeurs surviennent surtout à l'âge critique chez les femmes qui, à une époque antérieure, plus ou moins éloignée, ont reçu au sein un coup qui a laissé sur le lieu même un noyau d'engorgement et un point douloureux ; on les voit aussi survenir chez celles qui, en nourrissant, ont eu des abcès à la suite desquels se sont formés des durillons résultant des cicatrices ; mais souvent aussi il en vient qu'on ne peut rapporter à aucune cause connue ou appréciable.

Ces tumeurs restent quelquefois très-longtemps à l'état stationnaire et n'occasionnent dans bien des cas qu'une gêne locale, qu'une légère douleur que les changements de température, les grandes émotions réveillent quelquefois ; mais souvent aussi elles s'accroissent et prennent une marche qui mérite de fixer l'attention.

Or, sans entrer ici dans de longs développements sur la nature des diverses tumeurs du sein, il faut savoir que dans le but d'apprécier sommairement leurs caractères et être autant que possible averti du danger que chacune d'elles peut offrir, on doit en reconnaître de trois espèces principales :

Celles qui contiennent des kystes ou poches renfermant des matières plus ou moins épaisses ou liquides; celles qui sont fibreuses ; enfin celles qui sont de mauvaise nature, c'est-à-dire squirrheuses ou cancéreuses.

1° Les premières, *tumeurs enkystées* se développent en général d'une manière lente, ne causent dans le plus grand nombre de cas aucune douleur et ne gênent que quand elles ont déjà acquis un certain volume.

Plus elles sont superficielles, plus il est facile de les reconnaître parce que la matière plus ou moins liquide qu'elles contiennent décèle assez bien leur nature. Elles sont d'ailleurs bornées, faciles à limiter avec les doigts et n'envoient aucun prolongement loin du lieu où elles sont fixées.

Ces tumeurs qui peuvent, par un temps plus ou moins long, acquérir un certain volume, ne disparaissent jamais d'elles-mêmes, et ne cèdent qu'à une opération qui consiste tout simplement à vider la poche ou le kyste et à faciliter le collement de ses parois soit par l'injection d'un liquide chaud, soit par un séton, soit enfin en enlevant le kyste lui-même.

Mais cette manière étant la plus douloureuse sans offrir plus d'avantages, on doit ne s'y soumettre que quand le chirurgien en aura reconnu et démontré la nécessité.

2° Les *tumeurs fibreuses* du sein sont des masses variables de grosseur et de consistance, assez faciles à reconnaître parce qu'elles sont en général oblongues, bosselées, irrégulières et élastiques.

Elles sont beaucoup plus fréquentes chez les femmes qui ont vécu dans le célibat que chez celles qui ont été mariées et sont devenues mères. Elles ne gênent guère que parce qu'en grossissant elles distendent les tissus au milieu desquels elles se sont développées. Les médecins s'accordent assez à reconnaître qu'elles sont formées par du sang ou de la lymphe qui se sont organisés.

Abandonnées à elles-mêmes, ces tumeurs, bien que n'étant pas de mauvaise nature, finissent néanmoins par gêner et elles peuvent être amenées à suppuration par un coup, un frottement habituel de la part du corset ou bien encore par les frictions au moyen desquelles on espérerait les faire fondre. Il faut donc se décider à les faire enlever.

L'opération est du reste facile et exempte de dangers quand elle est confiée à des mains habiles. Comme elles sont assez limitées, elles n'exigent pas qu'on enlève une grande portion des tissus sains qui les environnent.

Dans plusieurs cas où, ayant reconnu la nature de ces tumeurs, j'ai conseillé l'opération, elle a toujours eu un plein succès. J'ai très-souvent occasion de voir une dame, âgée aujourd'hui de près de soixante-dix ans, à laquelle une tumeur fibreuse bien caractérisée avant l'opération avait été enlevée sur mon avis, il y a quinze peut-être même dix-huit ans, et qui ne s'en est jamais ressentie.

3º *Tumeurs de mauvaise nature.* — Ces tumeurs, sinon les plus fréquentes, du moins les plus dangereuses, sont celles qu'il importe le plus de reconnaître, et dont malheureusement la connaissance est des plus difficiles à acquérir.

C'est surtout lorsqu'elles sont à leur début qu'elles peuvent être confondues avec d'autres de nature moins dangereuse dont nous avons fait connaître les principales, surtout quand la tumeur n'est pas ramollie ni ulcérée.

De tous les caractères ou signes des tumeurs de mauvaise nature, tranchons le mot, des tumeurs *cancéreuses* du sein, le plus significatif, celui qui doit avant tout servir de guides aux personnes étrangères à la science, c'est l'existence dans ces tumeurs de douleurs lancinantes, c'est-à-dire, comme nous avons déjà eu occasion de l'expliquer au sujet du cancer de la matrice, de douleurs ressemblant à des coups d'aiguilles avec élancements arrivant par intervalle surtout dans le repos de la nuit, et avec cela de remarquable que, dans l'intervalle de ces douleurs, la pression les trouve complétement insensibles.

Les femmes sujettes à des douleurs rhumatismales ou de goutte vague et qui ont aux seins, soit quelques noyaux d'engorgement, soit de véritables tumeurs, éprouvent bien souvent dans ces tumeurs des douleurs sous forme d'élancements saccadés que le repos et la chaleur du lit renouvellent ou aggravent.

Mais comme ces douleurs disparaissent aussitôt que le rhumatisme ou la goutte se porte soit sur les reins, soit sur le genou ou toute autre jointure, on les reconnaît aisément.

Ainsi donc, laissant aux médecins le soin de discourir sur la cause éloignée ou prochaine des tumeurs de mauvaise nature du sein, je dois me borner à avertir, comme d'une chose hors de toute contestation, que lorsqu'une tumeur dure, indolente, insensible à la pression existe dans un sein depuis plus d'un an, et qu'il y survient des élancements douloureux instantanés, et que dans les intervalles de ces élancements elle est toujours absolument indolente et insensible à la pression, on peut être à peu près assuré qu'elle est cancéreuse.

Le doute se transforme en certitude quand la tumeur a résisté au traitement des engorgements dartreux, scrofuleux et de nature rhumatismale, traitement que j'ai esquissé à l'occasion des ulcérations de la matrice ; quand le teint des malades prend un aspect plombé, et quand on sait que ses parents ont eu à souffrir de semblables maladies.

Je ne parle, bien entendu ici, que des tumeurs cancéreuses du sein à l'état de *squirrhe*, c'est-à-dire à l'état dur, car une fois qu'elles sont ulcérées, elles ne permettent plus aucun doute sur leur véritable nature, le cancer du sein différant en cela de celui de la matrice qu'il ne s'ulcère le plus communément, pour ne pas dire toujours, que dans sa dernière période, tandis que celui de la matrice s'ulcère le plus ordinairement dès son début.

Si de ces diverses considérations, que j'ai dû rendre aussi nettes que possible peut mettre les malades elles-mêmes dans le cas de ne pas se faire illusion sur la nature de leur mal, nous passons au traitement des tumeurs cancéreuses du sein, je me vois obligée de déclarer que tout ce qu'on peut faire pour obtenir leur résolution est complétement inutile.

Ni les emplâtres mercuriaux ou de ciguë, ni les frictions avec les pommades iodées, ni ces mille remèdes tour à tour vantés et abandonnés, employés tant à l'intérieur qu'à l'extérieur, ne peuvent avoir de résultat favorable. Le seul remède, le seul moyen de salut est dans l'enlèvement de la tumeur.

Rien ne peut être plus dangereux que de reculer cet enlèvement sous de vains prétextes. Si les autres remèdes ont quelque valeur, leur emploi ne peut qu'aider au succès de l'opération et à en rendre les suites plus favorables.

On aurait même tort de s'en laisser imposer par la présence de quelques glandes vers le creux de l'aisselle ou aux environs. Ces glandes peuvent avoir précédé le squirrhe ou en être l'effet sans participer positivement de sa nature.

Le teint jaune ou mieux jaune-paille, qui semble indiquer que la maladie a passé, comme on dit, dans le sang, ne forme pas non plus, aux yeux de beaucoup de praticiens expérimentés une contre-indication absolue ; car en somme toute, il vaut mieux, disent-ils, employer un moyen douteux que d'abandonner les malades à une mort inévitable.

Je me permets de ne pas partager cette opinion, car j'ai par-devant moi et je lis dans des ouvrages écrits par des hommes qui font autorité dans la science, plusieurs exemples qui démontrent jusqu'à la dernière évidence que dans le cas où le mal est devenu constitutionnel, comme on le dit en médecine, ou, ainsi que nous venons de le dire, a passé dans le sang, l'opération ne sert qu'à l'exaspérer, qu'à augmenter ses souffrances et à favoriser son développement sur une autre partie; ainsi que le prouve le fait suivant dont j'ai personnellement connaissance.

Madame de Beau.., âgée alors de cinquante-et-un ans, me fut adressée en 1850 par un médecin de province, pour que je la guidasse dans des consultations qu'elle venait prendre à Paris au sujet d'une énorme tumeur ulcérée du sein, qu'elle portait depuis près de quatre ans.

Cette tumeur avait jeté de profondes racines du côté de l'aisselle, était fortement adhérente à la peau et paraissait même avoir pénétré jusqu'aux côtes. Je la dissuadai de l'opération, et l'adressai néanmoins à M. le professeur Am..., qui partagea mon avis.

Excitée par des parents qu'elle avait à Paris, elle se rendit chez un autre maître en chirurgie qui l'engagea à se faire opérer.

L'opération fut en effet faite, et la malade retourna chez elle; mais elle revint six mois après pour se faire enlever une énorme glande de l'aisselle qui, disait-on, avait été oubliée dans la dernière opération.

Cette deuxième opération fut faite avec habileté et supportée avec courage.

Néanmoins, deux mois après, la malade ressentait dans le bas ventre des douleurs lancinantes, puis de violents maux de reins, accompagnés d'une perte séro-purulente et en moins de trois mois elle succomba à un cancer de la matrice des mieux caractérisés, dont elle n'avait pas même soupçonné l'existence tant que son sein n'avait pas été opéré, mais qui reçut de l'enlèvement de la tumeur de ce sein une impulsion qui le rendit promptement mortel.

Je crois donc pouvoir soutenir que l'opération doit être faite toutes les fois que la tumeur n'est pas ulcérée, du moins profondément et que les dernières racines du mal peuvent être extirpées sans occasionner une perte de substance trop considérable, et que rien, qu'on note bien cela, n'en démontre l'existence dans d'autres organes.

Je suis amenée à cette opinion par une foule de faits très-concluants dans l'espèce, et, dût-on croire que les cancers guéris par l'opération n'étaient pas de véritables cancers, je crois qu'il est prudent de se faire opérer de bonne heure : les inconvénients d'une opération inutile ne sont rien, absolument rien, en comparaison des chances qu'on aurait courues en la réclamant trop tard.

Néanmoins, ne voulant pas assumer la responsabilité d'une manière de voir qui pourrait se trouver en désaccord avec celle de plusieurs chirurgiens fort recommandables, je me fais un devoir d'exposer ici l'opinion d'un homme qui fait autorité dans la science, de M. le professeur Nélaton :

« Les règles qui dirigent notre pratique, dit ce professeur, peuvent être réduites aux trois propositions suivantes :

« 1° Refuser de pratiquer l'amputation du sein aux femmes avancées en âge, chez lesquelles le mal est stationnaire et ne cause presque aucun trouble dans l'économie ; s'abstenir également de cette opération chez les femmes affectées de cancer avec cachexie avancée (passé dans le sang) ou d'un second cancer inopérable, ou d'un grand nombre de tumeurs cancéreuses ;

« 2° Ne jamais proposer l'opération aux femmes atteintes d'un cancer largement ulcéré, d'un cancer fortement adhérent aux parties profondes (comme dans le cas que je viens de citer), cancer compliqué de l'induration des ganglions de l'aisselle et du cou, qu'il serait impossible d'extraire en entier ;

« 3° Ne se déterminer à l'opération qu'après avoir été vivement sollicité par les malades et avoir fait connaître à leurs parents le danger toujours imminent d'une récidive, danger que l'on pourrait même laisser soupçonner à la malade ;

« 4° Conseiller l'opération, dès que la nature du mal serait bien constatée, toutes les fois que les malades se trouvent dans de bonnes conditions. »

Ceci, en somme toute, confirme donc pleinement ce que j'ai dit, moins sur l'opinion d'autrui que d'après celle que m'a suscitée ma propre expérience.

Quant à la préférence qu'il faut donner pour l'opération au bistouri plutôt qu'aux caustiques, c'est une question qu'il faut absolument abandonner au chirurgien : lui seul peut savoir laquelle des deux manières est préférable à l'autre; lui seul peut peser les chances attachées à chacune d'elles.

Traçons maintenant le plan de conduite et de régime approprié à la femme arrivée à son âge critique ; ce qui est essentiellement de notre ressort, et qui forme un des points importants de ce travail.

TROISIÈME PARTIE.

DE LA CONDUITE A TENIR POUR ÉVITER LES MALADIES PROPRES A L'AGE CRITIQUE.

CHAPITRE Ier.

Moyens fournis par l'hygiène, c'est-à-dire par les lois qui gouvernent la santé.

L'âge critique, a dit un grand médecin, et nous le répétons après lui, est féconde en maux que l'art prévient plus aisément qu'il ne les guérit, et si quelquefois les ressources de la médecine échouent, on doit en imputer la faute aux femmes elles-mêmes qui ont plus de confiance dans les personnes inexpérimentées que dans les ressources de l'hygiène.

Sydenham avait déjà signalé ce travers lorsqu'il dit : « cela vient de ce qu'il se trouve ordinairement dans chaque maison quelques femmes ignorantes et présomptueuses qui, pour le malheur du genre humain, se mêlent d'un art qu'elles n'ont point appris. »

Or, nous avons dit que les précautions que doivent prendre les femmes arrivant à leur âge critique, pour éviter les maladies dont nous n'avons fait qu'esquisser le tableau, sont de deux sortes : les unes tiennent essentiellement à la manière de vivre, au régime ; ce sont celles que nous nommons *hygiéniques*, les autres appartiennent à la médecine, aussi les nommons-nous *médicales*.

Les premières se résument dans le bon choix qu'il faut faire de ses aliments, de son habitation, de ses vêtements, de ses exercices, de ses occupations intellectuelles.

Les secondes indiquent la mesure dans laquelle il faut user de la saignée, des sangsues, des purgatifs, des bains, des vésicatoires ou des cautères, des injections, des potions calmantes et autres. Commençons par celles qui tiennent au régime.

Nourriture. — Tant qu'une femme est réglée, sa nourriture doit être appropriée à son tempérament, à ses forces, à son appétit, et mesurée sur les déperditions qu'elle peut faire par ses exercices habituels et ses pertes journalières.

Mange-t-elle trop ou se nourrit-elle d'aliments trop substantiels ? l'évacuation sanguine à laquelle elle est assujettie chaque mois vient en partie rétablir l'équilibre, et sa santé trouve dans cette perte un utile auxiliaire.

Sa nourriture au contraire est-elle insuffisante ou de mauvais choix ? la pauvreté, qu'on me pardonne ce mot, du sang qu'elle rend lui indique qu'elle a besoin d'aliments plus abondants, plus succulents, c'est-à-dire plus réparateurs.

C'est là, je saisis cette occasion de le dire, un indicateur qu'on devrait souvent consulter.

Il nous mettrait à même de prévenir bien des maux.

Mais quand l'évacuation cesse, ce sang doit nécessairement se porter ailleurs ; il cherche à se fixer sur les organes qui l'attirent le plus, sur ceux surtout, comme nous l'avons vu, qui souffrent, et s'il ne trouve aucun foyer maladif à alimenter, ce qui malheureusement est bien rare, il se divise régulièrement, pénètre tous les organes et leur apporte un surcroit de vie, une cause d'excitation générale.

Aussi qu'arrive-t-il à ce moment?

C'est qu'à mesure que le sang diminue pour cesser bientôt de paraître, les femmes éprouvent presque toutes un état de gêne, de plénitude, d'engourdissement auquel elles n'étaient pas habituées, et, aussitôt qu'elles ont complétement perdu, toutes celles qui ont le privilége d'une bonne santé, prennent de l'embonpoint, sentent leur cœur battre avec plus de force, voient leurs veines se remplir et se gonfler davantage.

Ceci est tellement vrai qu'on voit des femmes arrivées à cette époque et qui l'ont franchie sans accidents, de minces et sveltes qu'elles étaient naguère, devenir tout à coup lourdes et obèses au point d'être méconnaissables.

Le raisonnement et les faits s'accordent donc pour démontrer que la nourriture, dans ce moment, a besoin d'être réglée sur de nouvelles bases, doit devenir moins substantielle.

Ainsi, aux viandes noires qu'on pouvait se permettre avant, doivent succéder les viandes blanches ; aux mets épicés ou de haut goût, doivent en être substitués qui n'aient que le degré de saveur nécessaire pour faciliter leur digestion.

Le vin et les autres boissons fermentées, par conséquent excitantes, dont on pouvait user, modérément bien entendu, doivent être remplacés par des boissons aqueuses des jus de fruits acidulés et sucrés étendus d'eau.

Il est un genre de mets surtout qui, à cause

des propriétés qu'il a d'exciter les sens d'être *aphrodisiaque*, comme on le dit en langage médical, mérite une attention particulière : c'est le poisson, tant celui d'eau douce que celui d'eau de mer.

Aussi doit-on, sinon s'en abstenir complétement, du moins en user avec la plus grande modération ; il en est de même des fromages fermentés.

Le café doit aussi, jusqu'à nouvel ordre, être rayé du repas habituel ; j'entends le café noir, car je ne vois guère pourquoi le café au lait serait abandonné par celles qui en ont l'habitude ; le lait corrigeant ce que le café a de trop excitant.

Mais ce n'est pas seulement sur la qualité des mets qu'on doit alors se restreindre, c'est aussi sur leur quantité.

Comme tout est relatif, il doit nous suffire de savoir que la nourriture doit être moindre et ne jamais être prise jusqu'à complète satiété. Si on était dans l'usage de faire trois repas, on fera bien alors d'en supprimer un, et on aura le soin de ne pas compenser par ces deux repas ce qu'on aurait mangé dans celui qu'on a supprimé.

La crainte de prendre de l'embonpoint ne doit cependant pas aller jusqu'à se faire maigrir par des moyens artificiels, comme par l'usage excessif des boissons acides, l'emploi de corsets trop serrés. En agissant ainsi, à l'inconvénient qu'on voudrait prévenir, on substituerait un état maladif qui pourrait avoir des suites graves, comme j'en ai vu plusieurs exemples, en voici un :

Madame de Cor., d'origine allemande, d'un tempérament lymphatico-sanguin, mère de deux enfants, devint veuve à trente-huitans ; à quarante-deux ses règles éprouvèrent les irrégularités qui sont le présage ordinaire de leur cessation ; puis elle ne tarda pas à s'apercevoir, une fois que ses règles eurent complétement disparu, que sa taille perdait de son élégance, bref qu'elle engraissait.

Redoutant avant tout un embonpoint qui faisait le désespoir d'une dame de ses amies, à laquelle on avait eu la malicieuse imprudence de donner à entendre que sans cet embonpoint elle aurait pu faire un brillant mariage, elle se résigna non-seulement à une nourriture exiguë, peu substantielle, mais elle ne prit pour boisson habituelle qu'une limonade dont elle augmentait progressivement l'acidité.

Constamment irrité par cette boisson, son estomac en reçut une atteinte profonde ; aussi ses digestions devinrent pénibles et languissantes ; elle perdit insensiblement ses couleurs et ses forces, et elle aurait infailliblement succombé si de sages conseils ne lui avaient fait sentir le danger auquel elle s'exposait volontairement, et ne l'avaient ramenée à un genre de vie plus rationnel. Aujourd'hui cette dame a un peu d'embonpoint, il est vrai mais elle jouit d'une bonne santé.

Habitation. — Dans l'état de santé, le choix

de la pièce dans laquelle on se tient habituellement, dans un appartement salubre d'ailleurs, peut être réglé par une foule de circonstances, dont la principale est la commodité intérieure.

Mais, dans le moment qui nous occupe, on doit être plus attentive dans ce choix. Si avant on occupait, la nuit surtout, une pièce au nord ou au couchant, et qu'on pût alors en prendre une autre au midi ou au levant on ferait très-bien de la prendre, parce que, dans ces deux dernières expositions, l'air est toujours plus sec et qu'on y est, toutes choses égales d'ailleurs, moins exposé à ces courants d'air qui, en agissant brusquement sur la peau, forcent le sang à refluer de l'extérieur à l'intérieur.

Cette recommandation s'applique surtout aux femmes qui ont eu des atteintes de rhumatisme, et chez lesquelles il est très-rare que cette affection ne se réveille pas tout à coup avec une nouvelle intensité au moment où l'époque critique s'avance pour elles.

Je vois dans ce moment une dame de quarante-quatre ans qui a éprouvé, dans le cours d'un long voyage fait avec sa famille dans les mers du nord, plusieurs atteintes de rhumatisme, elle ne s'en est débarrassée qu'en allant passer deux saisons consécutives aux eaux de Barèges et en habitant le midi.

Pendant trois années elle n'a rien ressenti. Mais, obligée en revenant à Paris de se tenir une grande partie de la journée dans l'arrière-magasin d'une grande maison de commerce, dont son mari est le chef, elle a vu ses règles se ralentir, puis disparaître tout à fait.

A dater de ce moment cette dame a commencé à éprouver de violents maux de reins, puis des douleurs dans les genoux et dans les coudes, douleurs qui la font horriblement souffrir et qui la forceront à renoncer à habiter la pièce dans laquelle elle se tient habituellement, et où de grands intérêts la forcent à rester toute la journée.

Vêtements. — Il peut paraître, au premier abord, sinon ridicule du moins oiseux de dire qu'une femme qui arrive à son âge critique doit modifier ses vêtements suivant sa nouvelle position.

Cependant, sans attacher à cette question plus d'importance qu'elle ne vaut, on peut soutenir qu'elle mérite d'être examinée.

Que se passe-t-il en effet chez la femme à ce moment? C'est que le sang, cessant d'être appelé vers les parties inférieures du corps, aura une tendance à refluer vers les supérieures, et que, dès-lors, tout ce qui gènera ce mouvement et s'y opposera, portera nécessairement atteinte à la santé de la femme.

De là découle pour toute femme arrivée à l'âge critique, et qui tient à se conduire suivant les règles de la prudence, à ne porter que des vêtements aussi peu serrés que possible, à ne se couvrir qu'autant que la saison l'exige, en un mot, à sacrifier la mode à son bien-être, les convenances à la raison.

Si la position sociale exige une mise soignée, qu'elle sacrifie à cette position le moins de temps possible, et qu'aussitôt, qu'elle aura recouvré sa liberté, elle en use pour se débarrasser de son corset, de ses jarretières, de tout ce qui peut gêner le libre cours du sang.

J'ai connu plusieurs femmes qui n'ont pas voulu suivre les sages conseils que je leur ai donnés à ce sujet, et qui maintenant éprouvent de graves incommodités, suites incontestable de la persistance qu'elles ont mise à n'écouter que la voix de la mode, et à se conformer aux usages de ce qu'on nomme le bon ton.

L'exemple que j'ai cité quelques pages plus haut, à l'occasion du danger des boissons acides, doit servir de leçon aux personnes qui voudraient trop maitriser la nature.

Puisque nous en sommes là, je me demande si les praticiens qui assujettissent la plupart de leurs clientes arrivées à leur âge critique à porter de la laine sur la peau, à se couvrir de flanelle, ne dépassent pas les limites de la prudence ?

Oui, sans doute, il y a dans ce conseil excès de précaution quand la femme n'a jamais eu ni rhumatisme, ni toux opiniâtre ; car c'est l'habituer en pure perte à une chose qui, plus tard, n'aura aucun effet quand le besoin s'en fera véritablement sentir, et se priver par là d'une ressource précieuse pour l'avenir.

Mais il n'en est pas ainsi pour les femmes qui ont eu des douleurs dans les membres, les jointures, les reins; celles-ci feront bien de se tenir la peau constamment assez excitée pour que le sang reste chez elles, autant que possible, à la périphérie du corps et ne vienne pas par son irruption à l'intérieur porter le trouble dans des organes importants à la vie. Quant à celles qui, pour des raisons quelconques, ont pris l'habitude de porter de la laine sur la peau, il est évident qu'elles agiraient très-imprudemment en cessant d'en porter au moment qui nous occupe. Cette habitude devient pour elles une nécessité absolue à laquelle elles ne doivent jamais chercher à se soustraire.

Exercices. — Si la manière de se vêtir peut paraître aux yeux de bien des personnes une chose à peu près indifférente pour la femme arrivée à son âge critique, il ne saurait en être de même des exercices appropriés à sa position.

Quels sont en effet les résultats de l'exercice sur tout l'organisme ? N'est-ce pas de faciliter la circulation du sang, de porter le principe vital de l'intérieur à l'extérieur, d'équilibrer le jeu de tous les organes? Oui sans doute.

Aussi je ne saurais trop recommander aux personnes arrivées à quarante-quatre ans (par exemple), de rester le moins possible en repos, de faire de longues courses à pied, surtout le matin pour disposer l'estomac à bien recevoir les aliments, et le soir pour bien les digérer.

L'exercice toutefois ne doit pas aller jusqu'à

la fatigue, car alors il ferait autant de mal, pour le moins, que le repos absolu en débilitant les organes.

De tous les exercices, celui qui convient le mieux à la femme du monde est, sans contredit, la promenade à pied. La voiture porte le sang au bassin et a une tendance à le ramener vers les organes que la nature veut abandonner.

Les femmes du grand monde ne sauraient croire aussi combien il est, dans ce moment, dangereux pour elles, de rester des journées entières enfoncées dans un de ces fauteuils moux et bas que le besoin de ce qu'on appelle le *confortable* a introduits dans notre ameublement intérieur.

Dans cette position le sang ne circule qu'avec peine, et ramené et maintenu vers le bassin par la chaleur que ces meubles y appellent, il occasionne ces pertes dont tant d'entre elles ont à se plaindre, et qui sont presque inconnues des femmes de la campagne.

S'il était, en effet, possible de dresser un

tableau comparatif des maladies qui atteignent les femmes de quarante à cinquante ans habitant les villes et appartenant surtout à la classe élevée, et de celles qu'on observe chez les femmes de la campagne arrivées à cet âge, on serait, j'en suis sûre, étonné de l'immense avantage que ces dernières ont sur les premières.

En comparant alors le genre de vie propre à chacune, on ne douterait pas un instant que c'est à la vie constamment active que mènent celles des campagnes qu'elles sont redevables de passer, sinon sans quelques incommodités, du moins sans de graves accidents le moment qui nous occupe.

Quand je dis des femmes de la campagne, j'entends de celles qui vivent dans cet état d'aisance qui donne le nécessaire et ne les oblige qu'à ces travaux d'intérieur appropriés à la nature de notre sexe ; mais je ne veux pas parler de celles que le sort a jetées dans les rangs inférieurs.

Pour elles la vie n'est qu'un tissu de peines et de fatigues auxquelles, j'ose le dire à la honte de notre civilisation, un grand nombre succombent avant l'âge.

Occupations intellectuelles. — La connaissance que nous avons des dispositions d'esprit dans lesquelles nous place la cessation des règles, nous fait de suite prévoir qu'à ce moment nos sensations, nos impressions ont besoin d'être ménagées.

Jamais, comme nous l'avons dit, les grandes émotions, les impressions pénibles, les chagrins n'ont plus de prise sur nous. Beaucoup de femmes sont tristes et rêveuses, ont l'imagination frappée de terreurs imaginaires, de craintes irréfléchies, de souvenirs pénibles. Sans raison, sans motifs sérieux elles s'agitent, se tourmentent, éprouvent des antipathies non motivées et voient tout sous un aspect sinistre.

Ces personnes ne sauraient donc éviter avec

trop de soin tout ce qui pourrait les impressionner fortement, comme la lecture assidue des romans, les spectacles émouvants, les concerts. Elles devront chercher une distraction dans les soins de leur ménage, dans des conversations enjouées avec de véritables amis.

Quelques-unes feraient bien même de renoncer, pour quelque temps, à la fréquentation du monde, où elles trouveraient plus que jamais des motifs de contrariété, de gène et de contrainte; de ne s'occuper que de matières gaies, frivoles même qui n'exigent qu'un léger travail de l'esprit, qu'une attention peu soutenue.

Les rapports sexuels, quand ils ne sont pas commandés par des motifs de position, doivent devenir moins fréquents. La femme doit alors les accepter sans trop les provoquer, car elle peut avoir dans ce moment souvent plus en souffrir qu'à s'en féliciter.

Tout ce qui en rappellerait le souvenir doit être évité de sa part : l'amitié, la douce amitié devra seule désormais, si elle peut, avoir accès dans un cœur pour qui aimer est un besoin à toutes les époques de la vie, mais un besoin auquel la nature commence a assigner alors un autre but.

Si les femmes étaient assez raisonnables pour reconnaître combien il est dangereux pour elles de ne pas suivre à ce sujet la voix de la raison, et de ne pas bannir de leur esprit toute illusion déplacée, on en verrait beaucoup moins s'exposer à des mécomptes qui empoisonnent leur vie, et privent ceux qui les entourent des charmes par lesquels elles doivent alors se faire remarquer.

Je ne prétends pas, comme on le voit sans doute, et ainsi que je m'empresse de le faire observer, qu'arrivée à cet âge, la femme doive rentrer dans une vie obscure et ne pas croire qu'elle peut encore non-seulement plaire, mais faire ce qu'on nomme des *passions* : Ninon de l'Enclos, dit-on, en est une preuve.

Non, loin de moi une idée aussi ridicule ;

mais je soutiens que celles qui veulent passer encore des années heureuses doivent, autant que possible, subir avec résignation les effets du temps et se soumettre sans peine et sans regrets aux exigences de leur nouvelle position. En agissant ainsi elles trouveront au moral le vrai bonheur, au physique la santé.

Je connais en ce moment une dame qui a passé la cinquantaine, et qui croyait, il y a peu de temps encore, avoir conservé pour plaire les agréments extérieurs qu'elle avait il y a vingt ans.

Chaque fois qu'elle allait dans le monde, où sa position d'artiste distinguée la faisait admettre, elle éprouvait un tel regret de ne plus attirer les regards qui, autrefois, s'attachaient sur elle, qu'elle passait les jours suivants dans un abattement extrême. Je lui avais prédit que, si elle ne renonçait pas aux tentatives qu'elle faisait pour ressaisir un avantage qui lui échappait comme à toute autre, elle verrait bientôt sa santé s'affaiblir.

C'est précisément ce qui lui est arrivé : elle s'est d'autant plus éloignée de son but qu'elle a fait plus d'efforts pour l'atteindre ; et aujourd'hui pâle, maigre, elle est sujette à des vapeurs, à des maux de nerfs qui la rendent tellement à charge à elle-même et aux personnes qui l'entourent, qu'elle est décidée à passer le reste de ses jours dans une maison de retraite, tout à fait étrangère au monde qu'elle déclare avoir pris en horreur.

Que son exemple serve d'enseignement à celles qui écouteraient les inspirations de leurs désirs, et les suggestions de l'amour-propre, plutôt que la voix de la raison et du bon sens. Tout est bien dans l'ordre de la nature : chaque chose est à sa place, chaque objet à son temps. Conformons-nous donc a ses vues et restons, autant que possible, ce qu'elle veut que nous soyons.

CHAPITRE II.

Moyens fournis par la médecine pour prévenir les maladies occasionnées par l'âge critique.

En suivant strictement les conseils que je viens de donner dans le chapitre précédent, beaucoup de femmes auraient les plus grandes chances de passer sans accidents le moment orageux qui fait l'objet de nos recherches.

Il en est cependant pour lesquelles, à ces moyens, on est obligé d'en ajouter d'autres d'une action plus prompte et qui, pour la plupart, n'entrent pas dans les besoins ordinaires de la vie quand la santé est parfaite ; tels, par exemple, que la saignée, les sangsues, les purgatifs, etc. Voyons donc les cas qui peuvent réclamer l'emploi de ces divers moyens.

Saignée. — Puisqu'il est bien démontré que, dans le plus grand nombre des cas, c'est le sang qui, en cessant de se perdre par les voies naturelles, en se portant sur d'autres parties, occasionne les maladies dont les femmes, arrivées à leur âge critique, ont à se plaindre, on peut d'abord penser qu'en soustrayant ce sang désormais inutile par une ou plusieurs saignées, on doit infailliblement prévenir ces maladies.

Il n'en est cependant pas toujours ainsi; bien plus, c'est que ce que le raisonnement pourrait faire supposer à cet égard, l'expérience ne le sanctionne pas, du moins dans la pluralité des cas.

En effet, le sang qui avait fait les frais de la perte mensuelle à laquelle nous sommes soumises un bon tiers de notre vie, est un sang spécial qui peut suffire à la nourriture de l'enfant quand il est dans le sein de sa mère, mais en somme toute il n'est pas tellement vivifiant qu'en se détournant, il porte infailliblement sur les parties vers lesquelles il se dirige des éléments d'inflammation.

Aussi les maladies qui en résultent, bien que

prenant quelquefois un caractère inflammatoire, comme nous l'avons vu, ne sont presque jamais aiguës ; elles tiennent plutôt de l'engorgement que de l'inflammation.

Si elles sont aiguës, c'est qu'elles sont dues à une autre cause, ou bien, c'est qu'elles viennent attaquer des organes déjà malades, dont l'affection éteinte ou ralentie se réveille tout à coup. Aussi est-ce bien plutôt dans le régime que dans les saignées qu'on peut trouver le moyen de les prévenir.

En effet, le régime, tel que je l'ai tracé, modifie le jeu des organes, enraye leur essort général et les amène par une transition insensible à recevoir un surcroit de sang auquel ils n'étaient point habitués, sans que pour cela il en résulte autre chose qu'un peu d'accélération dans leur vitalité propre.

Il est des cas cependant où on est obligé d'en venir à une saignée de précaution, même dès que les premiers signes de l'époque critique se font apercevoir.

Par exemple chez les femmes replètes, éminemment sanguines, qui éprouveraient des étouffements, des bourdonnements et des tintements d'oreilles avec de fortes bouffées de chaleur à la figure, ou bien, mieux encore, si une femme éprouvait tout à coup à ce moment un violent point de côté avec crachement de sang, difficulté de respirer.

La saignée deviendrait même, non-seulement nécessaire, mais tout à fait indispensable si elle se trouvait subitement frappée d'un véritable coup de sang, comme dans le cas suivant :

Madame Bris..., d'un tempérament sanguin porté au plus haut degré et d'une très-forte corpulence, adonnée à la bonne chère, est arrivée à quarante-six ans sans que ses règles se soient jamais arrêtées.

A cet âge elle est deux mois sans rien voir, puis elle voit tout à coup très-abondamment, et le mois suivant rien, mais précisément deux ou trois jours après cette époque, elle ressent de violents maux de tête, des étourdissements avec des bourdonnements dans les oreilles. On n'a rien de mieux à faire que de lui faire prendre un bain de pieds très-chaud qu'on répète deux fois le même jour.

Sous l'influence de ce moyen, bien simple par lui-même, tout rentra dans l'ordre ; mais, au lieu de suivre l'avis qu'on lui donnait de se modérer dans son régime et surtout de s'abstenir de vin, elle continua sa manière de vivre. L'époque à laquelle venaient habituellement ses règles étant arrivée, elle éprouva d'abord les mêmes symptômes que la fois précédente, seulement il y avait de plus un violent mal de tête et une forte animation de la figure.

On crut qu'un bain de pied suffirait encore, mais le lendemain à son levée on la trouva la bouche toute contournée et un bras tout à fait paralysé : elle avait eu dans la nuit une véritable attaque d'apoplexie.

Grâce à des vésicatoires volants et un cautère à la nuque, à de forts et fréquents purgatifs, on parvint sinon à la guérir complétement, du moins à amender sa position ; mais il est plus que problable qu'une forte saignée, peut-être même répétée, aurait prévenu le malheur qui lui est arrivé.

De cela nous devons conclure que généralement on peut s'abstenir de la saignée pour les femmes arrivées à l'époque critique, parce que l'expérience ne démontre pas que ce moyen soit absolument nécessaire dans ce moment, à moins qu'on ne reconnaisse des signes évidents de surexcitation et de plénitude sanguine, comme dans le cas que je viens de rapporter.

Je connais même plusieurs femmes qui, craignant de prendre de l'embonpoint dans ce moment se font pratiquer de fréquentes saignées. Quelques-unes parviennent bien à leur but, mais plusieurs à l'embonpoint qu'elles veulent prévenir voient se substituer un état général de bouffissure ou de maigreur bien autrement désagréable, et qui atteste une dégradation de toute l'économie. J'ai déjà cité un exemple du danger que courent les femmes en cherchant à prévenir l'état d'embonpoint qui survient souvent à cette époque. Cet exemple est assez concluant pour me dispenser d'en rapporter d'autres.

Sangsues. — Les sangsues sont d'un usage très-fréquent en médecine. Si on en a abusé dans ces derniers temps sous l'empire d'une théorie médicale qui ne voyait partout qu'inflammation, on ne peut cependant disconvenir qu'elles rendent de grands services, et qu'appliquées à propos elles préviennent ou guérissent bien des maladies contre lesquelles, à leur défaut, l'art resterait impuissant.

En appliquant des sangsues on a deux choses en vue : ou bien d'enlever à une partie quelconque le sang surabondant qu'on croit être la cause du mal dont cette partie est le siége, ou bien d'attirer le sang vers le lieu où on les applique pour le détourner d'une partie malade.

Dans le premier cas on en met un plus ou moins grand nombre suivant le besoin ; dans le second on n'en met que quelques-unes. La première manière est nommée par les médecins *spoliative*, la seconde, *dérivative*.

De ces deux manières d'utiliser les sangsues, la première est la plus souvent réclamée dans les maladies propres à l'âge critique.

Elle trouve son application toutes les fois qu'un organe accessible à la main ou peu profondément situé se trouve tout à coup pris d'inflammation à la suite de la cessation des règles, surtout s'il y a chaleur, douleur, gonflement.

Mais alors il faut les appliquer en assez grand nombre pour que leur effet soit bien marqué ; car, comme nous venons de le dire, mises en petite quantité, c'est-à-dire trois ou quatre seulement, elles attirent bien plus le sang qu'elles ne l'enlèvent ; alors en le fixant sur le lieu où elles sont appliquées, elles pourraient faire l'effet contraire de celui qu'on se propose. Exemple :

Une femme, sujette à des rhumatismes articulaires, éprouve ces irrégularités qui signalent la cessation des règles, et ressent à leur disparition complète une violente douleur avec gonflement d'un genou. Vous appliquez sur ce genou quinze ou vingt sangsues, vous obtenez souvent une résolution de la maladie en vous hâtant toutefois d'employer des moyens plus spéciaux pour prévenir son retour.

Mais si vous vous contentez d'en appliquer quatre ou cinq seulement, vous vous exposez à fixer le mal sur ce genou en y attirant le sang qui a renoncé à prendre son cours habituel ; et dans ce cas rien n'est plus commun, si la maladie s'est trouvée un peu amendée, que de la voir reparaître à l'époque où les règles auraient paru dans l'état naturel.

J'ai vu plusieurs fois les sangsues mal appliquées procurer le désagrément que je viens de signaler : je formule donc mon avis en disant que lorsque, pour une maladie dont la cause peut être rapportée à la cessation des règles, on juge une application de sangsues nécessaire, on doit en mettre assez pour débarrasser l'organe malade.

Dans le cas contraire on expose cet organe à devenir un point vers lequel le sang aura une tendance d'autant plus marquée à se diriger qu'il ne se porte plus vers le point où il se dirigeait naguère. Le fait suivant en est une preuve :

Madame Sign., d'un tempérament éminemment sanguin, ayant toujours mené une vie active et ayant pris dans ses relations commerciales, l'habitude d'une nourriture succulente, a éprouvé vers sa trente-huitième année environ un violent rhumatisme dans le genou droit. Six ou huit sangsues suffisaient ordinairement pour calmer cette douleur qui survenait très-souvent immédiatement après ses époques.

A quarante-quatre ans ses règles, en suivant leur marche habituelle, finirent par disparaître, et la douleur du genou n'en devint que plus fréquente et plus pénible. Elle crut pouvoir se contenter de l'éteindre par l'application des quelques sangsues auxquelles elle devait habituellement un soulagement. Mais, loin de là, elle fit de son genou un véritable centre fluxionnaire qui se réveillait précisément aux époques correspondant à celles où ses règles paraissaient antérieurement.

Son médecin chercha longtemps à lui faire sentir le besoin de combattre une fois pour toutes cette douleur et la cause qui l'occasionnait; elle s'y refusa toujours donnant pour raison l'amendement que lui avait toujours procuré l'application de ces quelques sangsues. Le sang ainsi attiré périodiquement sur ce genou y entretint un gonflement habituel, les mouvements y devinrent de plus en plus difficiles et douloureux, et les os finirent par se souder entre eux au point que la cuisse et la jambe ne firent bientôt plus qu'une seule partie.

Purgatifs. — Les purgatifs sont de tous les moyens employés en médecine les plus usités et, pour dire toute ma pensée, les moyens qui en somme toute comptent le plus de succès.

Les services qu'ils rendent sont certainement bien au-dessus de l'estime dont ils jouissent, car tel praticien qui leur doit incontestablement la vie de son malade, semble avoir une sorte de honte d'en faire l'aveu et aime mieux laisser attribuer cette guérison à une médication compliquée et inconnue que de donner à croire qu'elle est due à un moyen trivial tant il est simple, ridicule tant on en a abusé.

De même que les sangsues, les purgatifs sont donnés en médecine pour remplir deux indications :

1° Pour débarrasser les intestins des matières qu'ils peuvent contenir ;

2° Pour dériver, ou en d'autres termes, je le répète afin d'être bien comprise, pour détourner un mouvement maladif du point où il agit avec trop de violence.

C'est dans ce dernier sens qu'ils sont surtout employés : dans le début d'une maladie, pour l'étendre, si on peut parler ainsi, la disséminer en la reportant en partie sur les intestins, et diminuant en même temps la vitalité de tout l'organisme par la perte muqueuse qu'ils occasionnent (saignée blanche); sur la fin de cette maladie pour l'annuler en l'absorbant.

Par ces considérations on pressent de suite que les purgatifs doivent être souvent usités dans la position qui nous occupe.

Pour mon compte personnel je déclare que toutes les fois qu'une femme vient se plaindre à moi que depuis la disparition de ses règles, elle éprouve une douleur dans telle ou telle partie, j'examine l'état dans lequel chez elle se trouvent son estomac et ses intestins, et si cet état est favorable, je n'hésite point à donner un purgatif; je le répète même plusieurs fois et très-souvent j'en obtiens de bons résultats.

Comme les purgatifs varient infiniment dans leur composition, et que sous chaque forme leur action n'est pas exactement la même, j'avertis que j'emploie de préférence ceux qui agissent sur toute la surface intestinale, comme les sels neutres, les sulfates de soude, de magnésie par exemple (sels de glauber, d'epsom), sels qui font la base des eaux dites de sedlitz, de pulna et même de la limonade dite purgative aujourd'hui fort à la mode. Peu de femmes ont à s'en plaindre, et beaucoup ont à s'en louer.

Les purgatifs résineux comme le jalap ont à mon avis le grand inconvénient de n'agir que sur le bas de l'intestin, trop près par conséquent des parties desquelles il importe de détourner le sang.

J'ai connu plusieurs dames qui ont eu beaucoup à souffrir de l'habitude qu'elles avaient prise de se purger fréquemment à la cessation de leurs règles, et d'employer surtout à cet effet les substances résineuses. Je ne puis me dispenser de rapporter le fait suivant, qui prouve non-seulement que l'emploi des meilleurs moyens a une limite au-delà de laquelle il y a abus, mais encore que parmi les moyens qui semblent donner le même résultat, il y a toujours un choix à faire.

Une dame, originaire des Antilles, de constitution nerveuse et bilieuse, comme le sont beaucoup de femmes de nos colonies, avait pris l'habitude de se purger souvent, même sans une nécessité bien marquée. Étant venue habiter Paris à quarante-deux ans, elle vit ses règles diminuer progressivement, puis disparaître.

Un médecin, qui avait longtemps habité les Antilles, où il l'avait connue, et qui se rappelait l'usage presque abusif qu'elle faisait des purgatifs les plus actifs, lui donna le conseil de ne pas abandonner cette habitude dans le moment où elle se trouvait. Elle se crut donc autorisée à redoubler de précautions à cet égard, et, tous les matins, elle prenait une prise assez forte de résine de jalap ou de poudre d'aloës ; souvent même elle en faisait usage dans le cours de la journée.

Pendant quelque temps le ventre se tint libre, elle eut même un peu de dévoiement, ce qui parut la soulager de quelques incommodités inhérentes à sa position, surtout d'un mal de tête qu'elle éprouvait depuis longtemps; mais bientôt les selles devinrent sanguinolentes, au dévoiement succéda une constipation opiniâtre et il s'établit chez elle un flux hémorroïdal des plus abondants et dont elle eut longtemps à souffrir.

Cette perte de sang prit même une sorte de régularité qui annonçait qu'il n'y avait pour ainsi dire, chez elle, qu'un simple déplacement du sang; mais si l'économie s'accommodait parfaitement de la perte naturelle fournie par les véritables règles, il n'en fut pas de même de la perte accidentelle qui était survenue; aussi tomba-t-elle en moins de six mois dans un état d'abattement et de faiblesse qui donna de sérieuses inquiétudes à sa famille.

Le médecin sur la parole duquel cette dame s'était laissée aller à l'abus des purgatifs, reconnut bientôt qu'il avait eu le double tort de ne pas préciser le point au-delà duquel ces médicaments pouvaient devenir dangereux, et de ne pas fixer son attention sur ceux qui étaient plus spécialement appropriés à sa position; mais un traitement sagement combiné et scrupuleusement suivi répara le mal en quelques mois.

Bains. — Les bains ont, comme on le sait, non-seulement la propriété de nettoyer la surface du corps et d'être un moyen par excellence de propreté, mais encore d'assouplir la peau et de la rendre ainsi plus perméable, plus accessible au sang, et de diminuer l'excitation générale par les molécules aqueuses qu'ils introduisent dans l'économie.

Sous ce dernier rapport on voit de suite qu'ils ne peuvent être en général que très-favorables aux femmes arrivées à l'âge critique.

Le sang, en effet, cherchant à se répartir dans tout le corps, y parviendra d'autant mieux que la peau sera plus souple, et son action sur les organes sera d'autant moins violente qu'elle se trouvera atténuée par l'eau introduite, en si minime quantité que ce soit, dans l'économie.

Comme, au moment où elles cessent de voir, beaucoup de femmes ont des pertes en blanc, les bains souvent répétés pourraient devenir pour elles un motif de débilitation, on peut les rendre en même temps fortifiants en les chargeant de substances légèrement excitantes comme des sels de Vichy, des produits sulfureux, ferrugineux, etc.

Je borne à ce peu de mots ce que je puis dire des bains employés dans la position qui fait le sujet de ce livre. Leur mode d'agir étant bien déterminé, on voit de suite le parti qu'on peut en tirer. Leur abus serait, dans tous les cas, beaucoup moins dangereux que celui qu'on pourrait faire dans de semblables circonstances de la saignée, des sangsues et même des purgatifs.

Comme les bains de mer sont aujourd'hui fort à la mode, je n'ai aucune raison pour détourner de leur emploi. Cet emploi est entouré d'accessoires qui, loin de détruire leurs bons effets, ne peuvent que les rendre plus profitables aux personnes qui jugent des choses autant par la forme que par le fond.

Il me reste une observation à faire au sujet des bains pris à l'occasion des craintes qu'on peut avoir d'être tourmenté par le sang à l'âge de retour, c'est de ne pas les prendre à une température trop élevée ou trop basse.

Trop chauds, ils font refluer le sang de l'extérieur à l'intérieur, et peuvent par là occasionner des congestions sanguines vers la tête ou vers les poumons, qui sont les deux points sur lesquels il a une grande tendance à se diriger. Trop froids, c'est-à-dire à plusieurs degrés au-dessous de la température du corps, qui est de 35 degrés (centigrade), ils font courir le même danger.

En recommandant de ne pas prendre les

bains trop froids je semble faire ici le procès à l'*hydrothérapie*, méthode nouvelle de traitement qui nous est venue de l'Allemagne, où elle est aujourd'hui en grande faveur, et qui consiste principalement à plonger les malades dans l'eau froide, puis à les envelopper dans des couvertures ou des draps mouillés jusqu'à ce que la réaction se fasse, c'est-à-dire jusqu'à ce que par un violent effort de la nature le sang refoulé à l'intérieur revienne à l'extérieur.

Si cette médication peut avoir des succès sur des constitutions robustes, elle me semble devoir faire courir de grandes chances aux personnes délicates portant quelques dispositions maladives intérieures comme le sont un grand nombre de femmes de quarante à cinquante ans.

Aussi, quelque bruit qu'on fasse à son sujet, quelque nombreuses et étonnantes que soient les guérisons qu'on lui attribue, quels que soient les titres des personnes qui la prônent, j'hésiterai longtemps à en conseiller l'usage, et tant que des faits bien avérés ne m'en auront pas personnellement démontré l'efficacité, je craindrai probablement toujours que les avantages qu'elle peut avoir dans certains cas ne compensent pas des dangers auxquels elle peut exposer dans une foule d'autres.

Quant à la prétention qu'ont les partisans de l'hydrothérapie, et qu'ils affichent dans leurs annonces et leurs journaux, de guérir par ce moyen les descentes, les engorgements et la plupart des maladies de la matrice, je me permets de conserver des doutes à cet égard, et ces doutes ne se dissiperont que devant des faits observés par moi-même ou par des praticiens parfaitement désintéressés dans la question et n'ayant en vue que le progrès de la science et le bien des malades.

Jusque-là je mettrai l'hydrothérapie, pour ce qui regarde les maladies des femmes, au nombre des moyens qui séduisent par la forme et les éloges qu'on leur donne, mais qui n'ont pas, avec les principes généraux actuels de la science, des rapports assez marqués pour qu'on puisse l'ériger en méthode spéciale de traitement. Je pourrais même, si je ne craignais pas de sortir de mon sujet et anticiper sur ce qui est du ressort essentiel de l'expérience, je pourrais même, dis-je, citer quelques faits qui sont loin de déposer en faveur de cette médication, qu'on s'est, à mon avis, trop hâté d'emprunter à nos voisins d'outre-Rhin, et pour laquelle on fait peut-être des frais disproportionnés avec son importance.

Comme les maux de tête sont très-fréquents chez les femmes qui *perdent*, on est assez disposé à les combattre par des bains de pieds chauds.

Je ne saurais trop recommander la prudence à ce sujet. Si les pédiluves (comme on nomme les bains de pieds en médecine) détournent le sang de la tête en l'attirant de haut en bas, il n'arrive où on l'attire qu'en passant vers les organes du bas-ventre d'où il tend naturellement à s'éloigner, et par ce moyen on s'expose à entretenir la tendance qu'il avait à se porter de ce côté, ce qui est peu rationnel.

J'ai connu une dame qui, à force de prendre des bains de pieds pour se débarrasser de quelques migraines nerveuses qu'elle craignait de voir empirer à son âge critique, s'est donné des varices qui sont aujourd'hui pour elle un grave sujet de tourments et d'inquiétudes.

J'ai soulagé beaucoup de femmes dans ce cas en leur faisant tenir quelques instants les mains et la moitié des avant-bras plongés dans de l'eau chaude. Ce genre de bains est peu usité; mais je le recommande comme pouvant rendre de grands services; il m'a dernièrement été d'un grand secours pour arrêter une perte sanguine des plus intenses survenue chez une femme nouvellement accouchée.

Enfin les injections, les lavements même n'étant que des bains modifiés, je saisis cette occasion de les préconiser. Ce sont d'excellents moyens dont on ne saurait trop faire usage dans un moment où tous les organes ont besoin d'être débarrassés de tout ce qui peut entraver le libre cours du sang.

Je renvoie pour tout ce qui concerne les injections à mon *Manuel de la jeune Mère*, où j'ai exposé en détail tout ce qui intéresse cette question que les femmes, dans quelque position qu'elles soient, ne doivent pas dédaigner de connaître à fond.

Vésicatoires et cautères. —La croyance dans laquelle on était autrefois que le sang des règles était impur et que son retour dans la masse générale, quand la femme cessait de voir, devait être une cause inévitable de maladies, avait fait regarder les vésicatoires et les cautères comme d'excellents moyens de débarrasser l'économie des impuretés auxquelles l'exposait le retour de ce sang.

Mais aujourd'hui que les progrès de la science ont fait justice de cette opinion, on est plus réservé sur l'emploi de ces moyens et, sans les abandonner, on n'y a recours que lorsque la nécessité l'exige. Cette nécessité existe surtout lorsqu'une femme, bien réglée d'ailleurs, est atteinte d'une maladie dont elle craint que la cessation de ses règles ne vienne entraver la guérison ou accélérer la marche.

De toutes les maladies, celles qui indiquent le plus impérieusement l'emploi des vésicatoires et des cautères au retour d'âge, sont celles qui ont leur siége dans les poumons, car il est rare que ces maladies ne reçoivent pas une nouvelle impulsion de la cessation des règles. On modère leur marche en établissant sur la peau un foyer d'irritation qui diminue d'autant celui dont les poumons sont le siége.

Les vésicatoires et les cautères peuvent, pour la même raison, être avantageusement employés chez les femmes qui ayant eu, par exemple, des dartres ou des affections rhumatismales, des attaques de goutte, craindraient de voir ces maladies reparaître à leur retour d'âge.

Cette crainte serait fondée si, bien que guéries de ces maladies, elles en éprouvaient, étant réglées, quelques atteintes les derniers jours de leurs règles.

Je donne dans ce moment-ci des soins à une dame du monde qui, bien que dûment avertie qu'une toux opiniâtre dont elle avait à se plaindre depuis longtemps prendrait à son retour d'âge un caractère plus inquiétant, ne voulut pas se soumettre à un moyen qui trahirait sa présence par l'odeur qu'il répand souvent autour de lui malgré tous les soins de propreté qu'on peut prendre à son égard.

Cette dame a payé cher son obstination, car sa toux de rémittente qu'elle était naguère est devenue tout à coup continue; du sang se montra bientôt dans ses crachats et tout lui révéla un commencement de phthisie.

Elle consentit alors à se laisser mettre un cautère au bras. En retirera-t-elle l'avantage qu'elle en aurait eu plus tôt? J'en doute, ou mieux je crois pouvoir affirmer le contraire.

Il est donc prudent de laisser aux personnes de l'art le soin de déterminer les cas qui exigent l'emploi des vésicatoires et des cautères. Mis à propos ils rendent d'éminents services, mis en dehors des cas qui les réclament, ils épuisent en pure perte et sont un motif continuel de sujétion.

Tels sont les moyens que la raison et la science, qui n'en est que le résumé, indiquent aux femmes désireuses de franchir si non sans quelques incommodités, du moins sans danger le moment orageux de la vie auquel nous venons de consacrer cet ouvrage.

Je ne terminerai cependant pas sans répondre à une question qui m'a été posée plusieurs fois et que peu de praticiens ont abordée. Cette question est la suivante :

Une femme qui a cessé de voir au terme ordinaire, et chez laquelle les règles, en se supprimant, ont suivi les phases que nous connaissons, peut-elle encore concevoir ?

Pour résoudre cette question, il faut d'abord en résoudre une autre qui est celle-ci :

Une femme peut-elle concevoir sans être et sans avoir été jamais réglée ?

Or, tous les Traités d'accouchements et les ouvrages écrits, tant sur les maladies que sur la physiologie de la femme, renferment des exemples de femmes qui ont conçu sans jamais avoir eu leurs règles, de même que d'autres sont devenues mères sans avoir cessé de voir.

C'est bien mieux, et quelqu'extraordinaire que paraisse ce fait, je connais une dame qui a offert elle-même ce double phénomène, d'avoir d'abord été mère sans avoir été réglée et d'être accouchée plus tard à terme en voyant abondamment tous les mois. Ce fait est si extraordinaire, que je crois devoir le rapporter avec quelques détails :

Madame Fon**, habitant la petite ville de Meulan (Seine-et-Oise), d'une belle et forte constitution, d'un tempérament nervoso-sanguin, arriva à l'âge de seize ans sans être réglée, présentant néanmoins tous les caractères d'une excellente santé et l'aspect d'une femme formée. Plusieurs médecins, consultés sur la question de savoir si elle pouvait être mariée, furent d'avis qu'il ne pouvait y avoir à cela que de l'avantage pour elle. Elle se maria en effet, mais plusieurs mois se passèrent sans que la menstruation s'établit, ce qui n'empêcha pas qu'elle devint enceinte, et qu'un an environ après son mariage elle accoucha à terme et fort heureusement d'une fille, qui a aujourd'hui quinze ans et qui est aussi forte qu'elle. Trois ans après elle accoucha de nouveau, dans les mêmes circonstances, d'une fille qui vit également.

La santé de madame Fon***, depuis son dernier accouchement, avait toujours été chancelante : elle éprouvait tantôt de fortes migraines, tantôt de violents étouffements. Les médecins qu'elle consulta pensèrent toujours que cet état de malaise général tenait à l'absence de la menstruation. L'un d'eux, ayant remarqué que l'indisposition se faisait ressentir à peu près à des époques régulières, donna le conseil d'appliquer des sangsues au lieu voulu à chacune de ces époques, et de ne cesser que lorsque la menstruation se serait établie ou que le malaise auquel son absence donnait lieu, à son avis, aurait cessé.

Ce conseil fut suivi, puis abandonné et repris. Enfin, il y a quatre ans environ que les règles se sont si bien établies, qu'elles donnent chaque fois lieu à de véritables hémorrhagies. Il y a deux ans même qu'une de ces hémorrhagies la prit aux Batignolles, chez le médecin, M. le docteur La., qui précisément avait donné le conseil d'appliquer régulièrement les sangsues. Un mois après pareil accident arriva, mais il fut précédé de violentes douleurs dans les reins et dans le bas-ventre et suivi de la mise au monde d'un enfant à terme qui ne mourut que quelques jours après.

De ce fait, qu'une femme peut concevoir sans avoir jamais été réglée, on peut déjà conclure qu'elle peut concevoir quand ses règles ont cessé de paraître. En effet, si la conception peut avoir lieu sans le phénomène qui marque généralement l'aptitude à cette fonction, à plus forte raison la fonction peut-elle s'exécuter quand le phénomène a cessé de se montrer, parce que les organes assoupis, si on peut parler ainsi, peuvent se réveiller tout-à-coup sous l'influence d'un stimulant inaccoutumé. Ce que le raisonnement fait pressentir à ce sujet, les faits viennent le confirmer ; en voici la preuve :

Madame Bonj., âgée aujourd'hui de cinquante-quatre ans environ, grande, nerveuse, réglée à quinze ans, se maria à vingt-deux et eut deux enfants, dont l'aîné est aujourd'hui sous-officier dans l'armée d'Afrique. Ses règles, qui avaient toujours paru convenablement, diminuèrent à quarante-deux ans et avaient totalement disparu à quarante-quatre, sans que sa santé eut été profondément altérée; seulement plusieurs indispositions, provenant évidemment du sang, avaient exigé qu'on la saignât à plusieurs reprises. Son mari s'étant absenté pendant un an environ à dater du moment où ses règles avaient marqué pour la dernière fois, revint, et, dès les premiers jours de son arrivée, elle éprouva en elle quelque chose d'insolite qu'elle regarda comme le prélude d'une maladie.

Cette dame étant venue me consulter, je lui demandai si elle n'avait pas quelque raison de se croire enceinte; elle me répondit de suite négativement, m'en donnant comme une preuve irrécusable que depuis dix-huit mois ses règles avaient complètement cessé. L'ayant revue deux mois plus tard, je persistai plus que jamais dans mon opinion, et le résultat vint prouver que j'avais eu raison, puisque six mois après elle mit au jour un enfant qui a maintenant huit ans et qui se porte à merveille.

De ces différents faits, il faut donc conclure que, bien que la menstruation soit pour la femme la condition essentielle, le signe caractéristique de l'aptitude à devenir mère, la conception peut néanmoins, dans des cas rares et tout-à-fait exceptionnels, avoir lieu sans que les règles aient paru et après qu'elles ont cessé de paraître.

Enfin, voici encore un cas non moins curieux que le précédent, et qui prouve également non-seulement qu'une femme peut concevoir ayant cessé d'être réglée, mais encore que nos lois ont agi très-prudemment en portant à trois cents jours ou dix mois le terme auquel (exceptionnellement) une femme peut accoucher.

Madame Bert. de Saint-Ré., d'un tempérament nerveux, forte et ayant toujours joui d'une assez bonne santé, se maria à vingt-et-un ans et eut deux enfants dans l'espace de neuf ans ; étant devenue veuve à trente-cinq, elle se retira à la campagne, renonça complètement au monde, uniquement occupée de l'éducation de ses enfants. A quarante ans elle eut une maladie aiguë des organes abdominaux, qui exigea plusieurs saignées et plusieurs applications de sangsues, mais elle fut assez promptement guérie.

A dater de ce moment, ses règles diminuèrent en quantité et en durée, et dès l'année suivante elles avaient complètement disparu, à son grand étonnement, car elle avait tout au plus quarante-deux ans, et, n'ayant été réglée qu'à seize, elle pouvait croire l'être jusqu'à quarante-cinq ans au moins. Au moment où cette cessation complète eut lieu, elle éprouva, comme cela arrive très-souvent, quelques atteintes de la maladie qu'elle avait eue deux ou trois années auparavant, mais deux saignées pratiquées à des époques rapprochées en prévinrent les suites.

Quatre années se passèrent sans qu'elle éprouvât rien qui pût lui donner à penser que son âge critique n'était pas complètement atteint. Dans ce moment, un officier de marine qu'elle avait connu dans sa jeunesse vint habiter le même pays qu'elle, lui fit de fréquentes visites et finalement la demanda en mariage. Occupée sérieusement du sort de ses deux enfants, elle hésita jusqu'à ce qu'ils fussent tous les deux établis, et, ce soin satisfait, elle accepta les offres de l'officier de marine, bien convaincue que ce mariage ne nuirait en rien aux intérêts des deux enfants qu'elle avait eus de son premier mariage.

Il n'en fut point ainsi; son mari ayant été obligé, après deux mois de mariage, de la quitter pour un voyage, elle éprouva, quinze jours au plus après son départ, quelque chose d'extraordinaire en elle qui lui fit craindre d'être enceinte. Cette crainte augmenta de jour en jour jusqu'au moment où, n'osant pas en faire la confidence au médecin du lieu, elle vint à Paris et me fut adressée par la maîtresse de l'hôtel dans lequel elle était descendue.

Ce que cette dame me raconta et ce que je fus mise à même de voir ne me laissa aucun doute sur sa position, elle était bien positivement enceinte de quatre mois, époque qui coïncidait parfaitement avec celle du départ de son mari. Celui-ci averti se tint prêt à revenir pour l'assister dans cette couche extraordinaire. Il arriva donc huit mois environ à dater de son départ, mais il arriva deux mois trop tôt, car sa femme n'accoucha qu'à dix mois, d'un enfant bien portant et n'ayant en rien souffert, au contraire, de la cause qui avait retardé son entrée dans le monde.

QUATRIÈME PARTIE.

DES MALADIES LAITEUSES, OU DES MOYENS DE RECONNAITRE, DE COMBATTRE ET DE PRÉVENIR LES MALADIES OCCASIONNÉES PAR LE LAIT.

CHAPITRE Ier.

L'existence des maladies laiteuses est démontrée par le raisonnement et prouvée par les faits.

On donne le nom de *maladies laiteuses* à une foule de maladies différentes qui n'ont entre elles aucun rapport.

Non-seulement on a rangé dans cette classe indistinctement la plupart des maladies qui peuvent survenir pendant la *fièvre* dite *de lait*, celle-ci ayant son libre cours, ou pendant qu'une femme allaite sans qu'il y ait dérangement dans cette fonction; mais encore plusieurs maladies qui surviennent plus ou moins longtemps après que cette fonction a régulièrement cessé; et, par une bizarrerie singulière, tandis qu'on nomme laiteuses un grand nombre de maladies qui n'ont le plus ordinairement rien de commun avec le lait, on a refusé ce nom à plusieurs affections qui dépendent immédiatement de la sécrétion du lait et tiennent essentiellement à ce fluide.

Par exemple, beaucoup de médecins ne veulent pas qu'on range dans cette classe les maladies locales du sein qui surviennent si fréquemment pendant que la femme allaite, comme les engorgements du sein, connus sous le nom de *poil*, les gerçures ou crevasses du mamelon, les furoncles, les érysipèles, si communs pendant l'allaitement; et cela par cette raison que ces divers accidents n'affectent pas exclusivement les femmes qui allaitent, puisqu'ils peuvent survenir dans toute autre circonstance.

Ce raisonnement ne me semble pas logique, car dès l'instant où ces accidents sont occasionnés par la sécrétion du lait, qui attire trop de sang vers le sein, on ne saurait leur refuser le nom de la cause qui les produit, sauf à les désigner autrement quand ils tiennent à une autre cause. Cela est si vrai que, dans ces cas, d'une part la sécrétion du lait est toujours plus ou moins troublée, et que, d'autre part, les médecins qui refusent d'admettre ces accidents comme dépendant du lait sont souvent obligés, pour les combattre, d'accélérer ou de diminuer la sécrétion de ce liquide.

Pour moi, comme pour beaucoup de personnes qui considèrent avant tout les choses sous le point de vue pratique, il n'y a que deux genres de maladies auxquelles on peut véritablement donner le nom de maladies laiteuses, indépendamment bien entendu de la fièvre de lait proprement dite. Ces maladies sont :

1° Toutes celles qui ont leur siège dans le sein même au moment où la femme nourrit et qu'on ne peut attribuer à aucune autre cause qu'au mouvement vital, de quelque nature qu'il soit, qu'occasionne la présence du lait, comme les engorgements, les crevasses, les abcès, les furoncles même et autres inflammations locales ;

2° Celles qui se déclarent subitement à la suite de la suppression du lait ou plus ou moins longtemps après cette suppression, les précautions nécessaires n'ayant pas été prises.

Dans mon *Manuel de la Jeune Mère* j'ai parlé assez longuement des maladies qui ont lieu dans le sein même chez les femmes qui allaitent, et des précautions qu'elles doivent prendre soit pour les éviter, soit pour les conduire à bonne fin.

Dans ce moment, je ne dois m'occuper que des maladies qui surviennent plus tard chez les femmes qui, en cessant d'allaiter, n'ont rien fait ou bien ont employé des moyens insuffisants pour tarir complètement la source de leur lait, et empêcher qu'il ne se porte sur d'autres parties; en un mot, je ne veux m'occuper ici que de ce qu'on connaît généralement sous le nom de *lait répandu*.

Or, il n'est point de praticien s'en rapportant avant tout aux faits, c'est-à-dire prenant pour guide en médecine l'observation et l'expérience, qui n'ait reconnu que le lait, en se mêlant à la masse du sang par sa suppression intempestive, ne puisse occasionner de graves accidents.

Et cependant il s'est trouvé, et il se trouve encore aujourd'hui, des médecins assez osés pour soutenir que le lait ne peut jamais devenir une cause de maladies, traitant ainsi d'erreurs tout ce que les anciens ont écrit à ce sujet et de chimériques les craintes que leurs écrits ont fait naître.

Sur quoi se fondent ces médecins pour combattre une opinion aussi généralement et aussi anciennement accréditée? Sur ce que le lait étant un produit naturel ne peut occasionner d'accidents par son introduction dans l'économie ; ensuite parce que les parties ou les organes sur lesquels on suppose que le lait se serait porté et dont il aurait ainsi troublé les fonctions n'offrent pas de trace de sa présence.

A la première objection on peut répondre que la bile aussi est un produit naturel, et cependant personne ne doute des accidents que cause si fréquemment sa déviation de ses voies ordinaires.

Quant à la seconde objection, qui consiste à dire que, pour être en droit d'accuser le lait de causer des maladies par sa suppression brusque ou intempestive, il faudrait pouvoir démontrer sa présence dans les organes où il se serait porté, on peut répondre aussi qu'il n'est pas plus nécessaire dans ces cas de démontrer sa présence qu'on ne se croit obligé de démontrer matériellement le virus dartreux, rhumatismal, goutteux, syphylitique, dans les parties sur lesquelles ces virus se sont portés, et où ils exercent souvent de si graves désordres.

Il est d'autant plus étonnant qu'on persiste à nier l'existence des maladies laiteuses aujourd'hui, que, sans adopter toutes les opinions des anciens sur les maladies des humeurs, on admet que le sang est très-souvent altéré et que cette altération, soit dans la quantité soit dans la qualité de ses parties constituantes, est une cause fréquente de maladies et des plus graves.

Mais tous les raisonnements, toutes les suppositions à cet égard échouent devant ce fait : Une femme bien portante, saine de corps et d'esprit, allaite son enfant ; un accident imprévu lui occasionne subitement une vive frayeur, une profonde impression ; ses seins, de gros et rebondissants de lait qu'ils sont, s'affaissent tout-à-coup, sa raison s'altère, elle devient folle. Que dit-on ? que *son lait lui a monté à la tête*.

Les médecins trouvent l'explication peu scientifique, peu médicale, triviale même, mais forcés par l'évidence, l'irrécusable évidence, ils admettent le fait sans chercher à l'expliquer par la brusque irruption ni du sang, ni de la bile, ni d'aucune autre humeur vers le cerveau, ils se contentent de l'admettre.

Et alors, conséquents avec eux-mêmes, ils ne cherchent ni à extraire du sang par des saignées, ni à éliminer de la bile du corps par des vomitifs ou des purgatifs, ils se contentent de faire exactement ce que font les partisans des maladies laiteuses, ils se hâtent de rappeler au plus vite le lait vers les seins, d'où sa brusque déviation avait produit tout le mal, et ils ne croient la malade sauvée que quand ses seins se gonflent de nouveau par le retour du lait.

Ce fait nous suffit pour admettre les maladies laiteuses et justifier l'étude que nous allons en faire. Mais voici un autre fait qui n'est pas moins concluant et qui s'est tout récemment présenté dans ma clientèle :

Une dame de trente-neuf ans, d'un tempérament nerveux et d'une santé délicate, mais chez laquelle rien n'avait jamais fait soupçonner une affection quelconque du côté de la poitrine, accoucha heureusement d'un enfant à terme qu'elle se décida à nourrir.

Six mois se passèrent bien : l'enfant se développa et la mère ne parut en aucune façon incommodée des fonctions de nourrice qu'elle remplissait pour la première fois, bien qu'elle eût déjà été mère, si ce n'est toutefois qu'un petit abcès se forma dans un sein, le gauche, autant que je puis me le rappeler ; mais cet abcès, ouvert à temps, se ferma promptement.

Son mari, attaché à une grande administration, reçoit tout-à-coup son changement de résidence et veut emmener sa femme avec lui. Celle-ci se soumet et me charge de lui choisir une nourrice pour son enfant, qu'elle ne peut se décider à sevrer, et que des intérêts de famille l'engagent à laisser à Paris auprès d'une parente.

La nourrice trouvée, elle se décide à partir, mais à peine arrivée à sa nouvelle résidence elle se met à tousser, éprouve un point de côté et se sent atteinte d'une sorte de *pleurésie*, qui passe de suite à l'état chronique et s'accompagne d'un crachement abondant de matières muqueuses, au milieu desquelles se font remarquer des flocons blanchâtres séro-purulents qui ont toute l'apparence du lait.

Le médecin qu'elle consulta ayant, en homme prudent, pris connaissance de ce qui s'était passé avant l'arrivée de cette dame, n'hésita pas à attribuer cette toux, cette douleur et ce crachement à ce qu'en médecine on nomme une *métastase laiteuse*, et à ce que nous appelons tout simplement un *lait répandu*, ou porté sur la poitrine; aussi il n'hésita pas à appliquer de suite un vésicatoire au bras, à ordonner des boissons sudorifiques et de légers purgatifs répétés tous les deux jours. La toux ne tarda pas à se calmer, les crachats s'arrêtèrent et la malade recouvra en peu de temps la santé dont elle jouissait avant ses couches.

Enfin, comme ce dernier fait est très-récent et qu'il pourrait paraître avoir été choisi dans l'intérêt de l'opinion que je soutiens, je crois ne pouvoir mieux faire que de rapporter ici l'observation suivante, que j'ai déjà consignée dans mon *Manuel de la Jeune Mère*, et qui est un de ceux qui ont définitivement fixé mon attention sur le sujet dont il est ici question.

En 1845, j'accouchai madame Bert.., jeune femme de vingt-deux ans, d'un tempérament plus lymphatique que sanguin, et dont le mari occupait un emploi de contre-maître chez un des premiers carrossiers de Paris. Sa couche fut des plus heureuses. S'étant décidée à nourrir son enfant, qui était son deuxième, son lait prit un cours régulier ; son enfant se développa à merveille, si bien que, six mois après sa couche, cédant aux sollicitations de la femme du carrossier chez lequel était employé son mari, elle sevra cet enfant pour en prendre un dont venait d'accoucher une riche dame de sa connaissance.

Le passage de son lait, où, si l'on veut, la transmission de son sein d'un enfant à l'autre se fit sans aucun accident; seulement le nouveau-né ne suffisant pas toujours à désemplir ses seins, elle était quelquefois obligée les premiers jours de les offrir à son propre enfant.

Les choses marchèrent ainsi pendant quatre mois, ce qui la portait au dixième mois depuis son accouchement. A cette époque, son nourrisson fut pris subitement de convulsions. Il échappa aux premières et succomba à une seconde attaque, distante d'un mois environ de la première.

Pendant tout le mois que dura la maladie de son nourrisson, madame Bert... fut nécessairement en proie à de graves inquiétudes, se donna beaucoup de peine et fut privée de sommeil. Ses seins, que son propre enfant refusait, de gonflés qu'ils furent d'abord les premiers jours de la maladie de son nourrisson, s'affaissèrent, se flétrirent même, si bien que, quinze jours après la mort de celui-ci, ils ne fournissaient plus une goutte de lait. Elle ne jugea donc pas nécessaire de prendre la moindre précaution, les choses lui paraissant rentrer d'elles-mêmes dans leur état naturel.

A ce moment, la mère de son nourrisson, touchée du regret qu'elle éprouvait de l'avoir perdu, et voulant lui montrer qu'elle était convaincue qu'il n'y avait en cela rien de sa faute, l'amena à sa campagne. Là les distractions, le bon air, lui rendirent assez promptement sa gaîté et son embonpoint habituels; mais en même temps ses seins se gonflèrent un peu et laissèrent même suinter du lait en assez grande quantité pour qu'elle fût obligée de s'en garantir en les recouvrant de linges doux.

Comme à la suite de la maladie de son nourrisson, son lait s'était passé de lui-même, elle ne s'inquiéta en rien de son état. En effet, ses seins s'affaissèrent insensiblement, et elle revint à Paris, où, sans se croire obligée de prendre la moindre précaution et de venir me consulter, elle reprit la direction de son ménage et ses occupations habituelles.

Pendant le mois qu'elle était restée à la campagne, ses règles avaient un peu paru, et à pareille époque, un mois après, étant à Paris, elles coulèrent aussi un peu, sans que ses seins fussent tout-à-fait débarrassés de lait, ce qui n'arriva que deux mois après son retour chez elle.

Mais à cette époque, c'est-à-dire à peu près en même temps que ses seins cessèrent complètement de couler, elle remarqua que sa tête non-seulement devint sensible au moindre contact du peigne, mais se couvrait çà et là de croûtes provenant du dessèchement de plusieurs petites plaques pustuleuses dont tout le cuir chevelu était parsemé.

Ces petites pustules s'étendirent sur le derrière du cou, gagnèrent le pourtour des oreilles, pour s'étendre sur la partie postérieure de la poitrine. Là elles formaient de larges plaques dartreuses qui se couvraient d'écailles minces plus blanchâtres que celles qui couvrent les dartres ordinaires ; et leur chûte, tantôt naturelle, tantôt occasionnée par le frottement, laissait à nu une surface d'un rouge clair, piquetée de petits points qui fournissaient la matière d'où provenaient les écailles.

La maladie ne s'arrêta pas là, car les avant-bras et les mains furent bientôt envahis. La paume de la main gauche offrit surtout cela de remarquable, qu'elle se gonfla, se durcit et se fendilla en plusieurs endroits. Cet état, qui s'amendait en certaines circonstances, surtout à la suite des bains, mais qui ne disparaissait pas, au contraire, puisqu'il tendait plutôt à s'accroître, cet état, dis-je, durait depuis près de six mois quand la malade vint m'en parler.

Ayant pris une connaissance détaillée de tout ce qui s'était passé depuis que je l'avais accouchée, je n'hésitai pas à reconnaître qu'elle était dans le vrai en regardant la maladie dont elle se trouvait affectée comme n'étant rien autre chose qu'un *lait répandu*, ou, comme je l'ai déjà dit pour ne pas choquer les oreilles médicales, une *métastase laiteuse*, dont, à parler franchement, je ne m'étais pas fait jusqu'alors une opinion bien nette, partageant un peu le doute que quelques praticiens conservent encore à son sujet. Voici, toutefois, ce que je lui conseillai :

Prendre tous les deux jours, pendant un mois, un grand bain, dans lequel elle ferait dissoudre une demi-livre de colle de Flandre ou gélatine, puis, au bout d'un mois, alterner ces bains avec des bains de barèges ; en même temps elle devait se mettre à l'usage d'une tisane de fumeterre et de racine de bardane rendue diurétique, c'est-à-dire propre à pousser aux urines par l'addition d'un gramme de sel de nitre par litre de boisson, et prendre comme purgatif tous les jours qu'elle n'allait pas au bain, d'abord six, puis huit et même dix grains de calomel ou mercure doux, après quoi elle devait boire un verre de tisane de gayac pour prévenir la salivation qui survient quelquefois à la suite de l'emploi du calomel.

Ce traitement n'ayant pas semblé répondre aussi promptement à l'attente de la malade qu'elle l'espérait, je l'engageai à aller consulter M. le docteur C..., qui s'occupe spécialement des maladies de la peau.

Ce praticien partagea mon avis sur la cause directe de l'affection, approuva même de point en point le traitement que j'avais prescrit. Seulement, il engagea la malade à prendre des bains de barèges moins fréquemment, et de les remplacer de temps à autre par une pommade dont le soufre faisait toujours la base ou la partie active. Il lui conseilla aussi de prendre, de temps à autre, quelques cuillerées de sirop d'iodure de potassium.

Trois mois de traitement, en tout, ont rendu à madame Bert... la santé qu'elle avait avant son accouchement et qui ne s'est pas démentie depuis, car j'ai eu souvent occasion de la voir, et elle ne s'est jamais plainte de rien.

A ce fait si concluant, je puis ajouter le suivant, qui s'est offert à moi depuis :

En janvier 1848, la femme d'un magistrat des environs de Dijon, âgée de vingt-huit ans, d'un tempérament sanguin, d'une forte constitution, accoucha très-heureusement d'un enfant à terme qu'elle désira nourrir elle-même. Tout à cet égard marchait dans l'ordre naturel, et elle se félicitait du parti qu'elle avait pris de remplir ses fonctions de nourrice, lorsque son mari, appelé à Paris pour des motifs inhérents aux fonctions qu'il occupait dans sa localité, fut obligé d'y séjourner pendant les malheureuses journées de juin.

Cette dame nourrissait conséquemment depuis près de six mois. Ne recevant pas de lettre de son mari quand la nouvelle des tristes événements qui se passaient alors à Paris se répandit dans la ville qu'elle habitait, elle en fut si vivement frappée, que son lait s'arrêta tout-à-coup et qu'elle fut obligée de sevrer son enfant.

Trop inquiète sur le danger qu'elle supposait que courait son mari à Paris, elle ne s'occupa en aucune façon des précautions que prennent la plupart des femmes en pareille circonstance, et vécut plus d'un mois dans la plus cruelle position morale qui se puisse imaginer. Cependant elle ne ressentit rien qui fut capable de lui faire craindre la moindre maladie, lorsque vers le mois de novembre elle éprouva quelques frissons, dont le retentissement se faisait ressentir dans les membres et dans les seins.

On prit ces frissons, qui revenaient tous les trois ou quatre jours, le soir surtout, pour des accès de rhumatisme, et on se borna à lui donner le conseil de porter de la laine sur la peau. Enfin, dans le courant de décembre, elle s'aperçut que sa peau, en diverses parties du corps, se couvrait de petites écailles semblables à des pellicules de gros son et qui laissaient après leur chûte des taches rougeâtres.

Ces espèces de petites écailles parurent d'abord à l'intérieur des bras, puis il en vint à la poitrine, au col, enfin derrière les oreilles et même quelques-unes au front; si bien qu'au mois de mars, c'est-à-dire deux mois tout au plus après leur première apparition, une grande partie de son corps en était couverte, et qu'elle éprouvait une démangeaison incessante qui la fatiguait beaucoup.

Cette dame étant venue à Paris, me fut adressée par la maîtresse de l'hôtel dans lequel elle était descendue. Je ne fus pas longtemps incertaine sur la cause de son affection, que je reconnus aux premières réponses qu'elle fit à mes questions. Je lui ordonnai des bains d'eau de son, de fréquents purgatifs et tous les jours deux cuillerées d'un sirop anti-laiteux, dont la salsepareille, la racine de bardane et de fumeterre forment la base.

Par ce traitement, la démangeaison fut calmée et la peau devint douce de rugueuse qu'elle était; mais les petites écailles se renouvelaient encore en divers endroits, notamment à la poitrine et sur les côtés du cou. Comme toute apparence d'inflammation avait disparu, je conseillai quelques bains sulfureux; soit qu'ils aient été pris trop chargés, ou soit tout autre motif, la démangeaison reparut, et nous fûmes obligés de les abandonner pour en revenir au premier traitement : savoir aux légers purgatifs souvent répétés, au sirop anti-laiteux et aux bains émollients.

La démangeaison, sous l'influence de ce traitement, se calma comme la première fois, et en moins d'un mois la peau est devenue nette et douce. Cette dame est partie de Paris après un séjour de six mois, parfaitement guérie.

J'ai eu occasion de recevoir plusieurs fois de ses nouvelles, pendant les trois et quatre années qui ont suivi, et chaque fois j'ai appris qu'elle ne s'était jamais aperçue de son affection ; seulement, comme cela arrive assez souvent chez les femmes qui ont éprouvé quelque chose du côté des organes sexuels, chaque fois qu'elle était sur le point d'avoir ses règles, elle éprouvait quelques démangeaisons sur les points antérieurement envahis par les écailles, mais cette incommodité ne durait qu'un ou deux jours au plus et disparaissait aussitôt que le sang avait pris son cours.

CHAPITRE II.

Des caractères propres aux maladies occasionnées par le lait.

Le lait a cela de différent avec la plupart des humeurs naturelles de l'économie, que les organes qui le préparent et le fournissent ne fonctionnent pas constamment, sa présence étant subordonnée à l'enfantement.

Ainsi, tandis que les reins fournissent constamment l'urine, le foie la bile, les glandes sous-maxillaires la salive, les seins ont besoin, eux, pour être sollicités à entrer en action, d'une cause toute accidentelle en l'absence de laquelle ils restent dans le repos le plus absolu.

Aussi, la sécrétion de ce liquide est-elle infiniment moins régulière dans sa marche et beaucoup plus sujette à en dévier. On sait, en effet, avec qu'elle facilité et qu'elle promptitude les seins les plus abondamment fournis de lait s'affaissent et se tarissent sous l'influence de la moindre cause ; par exemple d'un refroidissement, d'une frayeur, d'une émotion vive. Ce lait doit nécessairement se porter ailleurs, et devenant, dès-lors, corps étranger pour les parties sur lesquelles il se porte, il y occasionne des maladies que le raisonnement, comme nous l'avons vu, ne doit pas répugner à admettre et que les faits ne démontrent malheureusement que trop.

Quoi qu'il en soit, le lait brusquement arrêté et n'ayant pas suivi, soit naturellement, soit par les moyens indiqués par l'art, les voies ordinaires d'élimination par lesquelles il abandonne les seins, et qui sont les sueurs, les urines et les selles, le lait, disons-nous, se porte principalement sur certains organes intérieurs, comme le cerveau et les poumons, sur les articulations et sur la peau.

§ Ier.

Quand le lait se porte sur le cerveau, c'est principalement le sens de la vue ou celui de l'ouïe qui en est affecté. Ces accidents, assez communs chez les femmes dont le lait s'arrête brusquement, se font aussi observer chez celles qui, sevrant leur enfant en temps ordinaire, laissent leur lait se tarir de lui-même sans prendre les précautions nécessaires.

J'ai quelque temps hésité à admettre cette cause de cécité, n'en ayant par moi-même observé aucun cas, mais un praticien qui a longtemps exercé avec distinction dans le quatrième arrondissement, et que j'avais souvent occasion de voir dans le début de ma carrière, M. le docteur Nauche, m'en a rapporté plusieurs exemples, dont le plus remarquable est le suivant, dont il a bien voulu me donner tous les détails pour que j'en fisse mon profit :

« Madame de Lusi**, d'un tempérament éminemment nerveux, mère de deux enfants dont elle est accouchée à dix-huit mois de distance, mais qu'elle n'a pas nourris, accoucha une troisième fois, en 1830, d'un garçon, auquel elle se décida à donner le sein. Ses couches furent assez heureuses, mais elle eut dans les seins plusieurs abcès qu'on fut obligé d'ouvrir, si bien qu'au bout de deux mois d'essais et de tentatives douloureuses, elle se vit forcée de confier son enfant à une nourrice étrangère.

Elle prit alors quelques-unes de ces boissons qu'on prend habituellement dans ce cas : son lait s'arrêta assez bien, les abcès, qui avaient fourni beaucoup de matières séro-lactescentes se cicatrisèrent, et elle ne songeait bientôt plus à tout ce qui s'était passé, lorsque vers le sixième mois environ, à dater du moment où elle avait sevré son enfant, elle éprouva tout-à-coup un éblouissement accompagné d'un violent mal de tête.

L'éblouissement ne fut que passager, mais le mal de tête persista plusieurs jours. A dater de ce moment, sa vue s'affaiblit insensiblement, et elle arriva en assez peu de temps à un point tel, qu'elle ne put ni lire, ni écrire, ni même coudre. A la moindre tentative qu'elle faisait pour cela, sa vue se troublait et elle voyait apparaître des bluettes lumineuses et des traînées de feu.

Effrayée de cet accident, elle alla consulter M. le docteur D.., oculiste alors fort en réputation à Paris. Ce praticien ayant pris connaissance de toutes les circonstances au milieu desquelles avait débuté la maladie, n'hésita pas à reconnaître en elle une amaurose ou *goutte sereine*, et à déclarer très-explicitement qu'elle était le résultat d'une suppression laiteuse faite inconsidérément.

Il conseilla, en conséquence, des bains de pieds sinapisés, un large vésicatoire à la nuque, de forts purgatifs, puis des frictions faites sur les tempes et les arcades sourcilières avec une pommade mercurielle double.

Ce traitement, suivi trois mois avec assez de régularité, améliora sensiblement la position de madame de Lusi**, mais ne la guérit pas complétement, puisqu'elle ne pouvait pas lire sans qu'au bout de quelques minutes, elle sentit sa vue se fatiguer et les bluettes lumineuses reparaître. Quelquefois aussi, quand elle persistait à vouloir lire, la première lettre d'un mot devenait un point rouge et se transformait en un cercle qui allait se perdre au loin en s'élargissant.

On l'engagea alors à aller consulter M. S.., autre oculiste dont le début dans la carrière faisait présager de grands succès, et qui est resté plus de vingt ans au premier rang des spécialistes de Paris. Celui-ci poussa la hardiesse jusqu'à appliquer un cautère à la racine des cheveux, de chaque côté, immédiatement au-dessus de l'angle extérieur de l'orbite, puis il conseilla de reprendre l'usage des purgatifs, des bains de pieds sinapisés, et de porter des gilets de laine directement sur la peau.

Ce traitement ne différait pas essentiellement de celui précédemment suivi ; seulement il s'était augmenté d'un moyen rigoureux auquel la malade ne s'était soumise qu'avec peine : les cautères à la tête. Il eut cependant assez de succès pour qu'au bout de deux mois elle recouvrât la netteté de la vue ; seulement, elle fut condamnée à ne lire que rarement, à renoncer à coudre dans des objets délicats et ne pas exposer sa vue soit au soleil, soit à une lumière vive, sans qu'elle fût garantie par des verres teintés en vert ou en violet. »

M. S.., qui est le dernier oculiste consulté, et auquel, aux yeux de la malade et de ses parents, revint tout le mérite de la cure, a-t-il cru à une *amaurose laiteuse*, ou, comme nous le disons pour nous bien faire comprendre, à un *lait répandu sur la vue?*

L'observation que j'ai transcrite littéralement, telle qu'elle a été communiquée par M. le docteur Nauche, ne le dit pas aussi explicitement que pour le premier oculiste, auquel on avait eu recours dès le début de la maladie, mais le traitement n'a pas différé assez pour qu'on puisse croire que ces deux praticiens n'ont pas agi en vue des mêmes causes, et n'ont pas été dirigés dans leur conduite par les mêmes principes.

Si je n'ai pas eu occasion d'observer par moi-même un cas de *cécité* occasionné par la cause qui nous occupe, j'ai rencontré plusieurs cas de *surdité* qu'on ne pouvait attribuer à aucune autre cause. De ces différents cas, je me contente de rapporter le suivant, qui est un des plus anciennement observés et un de ceux surtout dans lesquels les rapports de cause à effet m'ont semblé les plus caractérisés, et, par conséquent, les plus faciles à saisir.

Une dame de Bordeaux, alors âgée de vingt-huit ans, d'un tempérament bilieux-sanguin, mariée à vingt-deux ans et mère de deux enfants qu'elle avait nourris elle-même, devint enceinte une troisième fois. Comme elle avait nourri ses premiers enfants, elle voulut en faire autant pour ce dernier. Son lait venait d'ailleurs si abondamment, qu'il était plus que suffisant et qu'elle était souvent obligée de le faire évacuer par des moyens artificiels, pour prévenir son accumulation et la douleur qui en résultait.

A un an elle sevra son enfant, prit en conséquence, pendant quelques jours, une boisson de canne légèrement nitrée. Ses seins, d'abord gonflés par le lait, finirent par s'affaisser et tout-à-coup cessèrent de donner la plus légère trace de lait. Six mois se passèrent sans qu'il survint rien d'extraordinaire ; mais à ce moment son mari remarqua qu'il était souvent obligé de lui parler haut pour se faire entendre. A la première observation qui lui en fut faite, elle répondit qu'en effet, depuis quelque temps, elle éprouvait des bourdonnements, des bruits sourds suivis de craquements et d'élancements dans la tête.

Le mal alla en augmentant, si bien qu'on jugeât nécessaire de me demander un avis. Ayant pris des renseignements très-circonstanciés sur la position de cette dame et sur le peu de soins qu'elle avait mis à se débarrasser de son lait, je fus d'abord très-disposée à ne voir en tout cela qu'un effet du passage de ce lait dans le torrent de la circulation et de son transport sur l'organe de l'ouïe.

Mais ne voulant pas, en matière aussi délicate et sur laquelle mon opinion n'était pas encore aussi nettement arrêtée qu'aujourd'hui, me prononcer d'une manière absolue, j'engageai le mari à conduire sa femme chez un accoucheur en renom.

Ce fut M. le docteur C. qui fut choisi. Cet habile praticien, prévenu contre l'opinion généralement accréditée au sujet des maladies laiteuses, traita d'abord sinon de chimériques du moins de hasardés les doutes qu'on lui soumit au sujet de la cause de la maladie pour laquelle on venait s'en référer à son jugement et réclamer ses soins; puis, vaincu par l'évidence, il dirigea son traitement en conséquence.

Comme la malade éprouvait fréquemment des battements dans la tête, que son pouls était plein et fréquent, que ses règles coulaient peu et que leur arrivée était toujours précédée de forts maux de reins, on jugea convenable de commencer par une saignée au bras ; puis on administra deux purgatifs à une distance de trois jours l'un de l'autre, et tous les jours un bain de pieds aiguisé avec un verre de vinaigre et une pelletée de cendre; ensuite on attaqua le mal plus directement en appliquant quatre sangsues derrière chaque oreille.

Quinze jours s'étaient à peine écoulés, que déjà l'ouïe était plus distincte, mais du côté gauche seulement ; le côté droit semblait, au contraire, avoir empiré. On jugea alors utile d'en venir au plus tôt à un traitement plus énergique ; aussi appliqua-t-on au col un large vésicatoire qu'on transforma en cautère, par l'application de deux pois.

Il se forma autour de la partie occupée par ce vésicatoire de petits abcès qui rendirent un pus blanc, opaque, et d'un aspect tellement semblable à du lait, que les parents de la malade crurent y voir du lait en nature et commencèrent à augurer favorablement du traitement.

Sans partager positivement leur opinion sur la nature du pus fourni par les abcès, je ne la combattis pas, et je conseillai d'ajouter aux moyens exposés plus haut l'usage d'une tisane de salsepareille concentrée, alternant avec une tisane de fumeterre et de bardane nitrée.

Un mois s'était à peine écoulé depuis l'application du vésicatoire, que l'ouïe du côté droit s'améliora et que la guérison fut complète en un temps assez court. Craignant néanmoins que la suppression trop brusque du vésicatoire du cou ne fut préjudiciable, nous conseillâmes à cette dame de le transporter pour quelque temps au bras. Elle le fit et s'en trouva bien, puisque la guérison se maintint parfaitement.

J'ai eu occasion de la revoir plusieurs années après, et elle me déclara, ce dont d'ailleurs je ne doutai pas en causant avec elle, que que son ouïe était revenue ce qu'elle était avant son accident.

Ces deux exemples prouvent donc sans réplique que la suppression du lait, qu'elle survienne brusquement ou lentement, sans précaution, peut porter atteinte aux organes dont le cerveau est le siége.

Quant aux cas de folie proprement dîte, qui surviennent par suite de la suppression brusque du lait, et qu'il ne serait pas aussi ridicule qu'on pourrait le croire d'appeler *folie laiteuse*, les exemples en sont malheureusement si communs, que les praticiens les plus sceptiques ne peuvent s'empêcher de les admettre.

Mademoiselle V., fille d'un riche fermier des environs de Paris, épouse, il y a six ans environ, un homme veuf, mais père d'une jeune fille de dix à douze ans. Au bout d'un an, elle accouche d'un garçon qu'elle nourrit elle-même. Il y a un an environ, elle accouche de nouveau d'une fille qu'elle allaite comme la première fois.

Une légère discussion d'intérêt survient entre son mari et le grand-père de la fille que celui-ci avait eue de son premier mariage, et qu'on lui retire brusquement. Dès le lendemain, elle présente son sein à son enfant, qui fait de vains efforts pour en obtenir sa nourriture quotidienne. Elle tombe dans un abattement extrême, se croit subitement entourée de personnes qui en veulent à sa vie, repousse les consolations de son mari, dont elle était tendrement aimée et qu'elle payait de retour.

Enfin, elle s'échappe de chez elle, se rend à Meu..., et y donne des preuves irrécusables de la folie la plus caractérisée. Son mari consulte son médecin habituel, qui juge avec raison que ce qu'il y a de plus prudent à faire pour elle, c'est de la conduire à Paris, dans la maison de santé du docteur Arch., où elle est depuis deux mois, et d'où elle n'est peut-être pas aussi prête de sortir que le désirerait sa famille.

Si ce n'est pas là une folie occasionnée par le lait, qu'elle que soit d'ailleurs l'explication qu'on donnera du fait, il n'est plus possible de croire à quelque chose en médecine.

Qu'elle que soit d'ailleurs l'explication qu'on veuille donner, le fait existe, c'est là le point important pour justifier les craintes que je cherche à faire naître dans l'esprit des femmes, et pour nous autoriser à chercher les moyens de prévenir et de combattre les accidents qui peuvent suivre l'oubli des précautions auxquelles elles doivent se soumettre quand elles renoncent à nourrir leurs enfants ou qu'elles cessent de le faire.

Quant aux métastases laiteuses qui peuvent se faire ressentir sur les poumons, j'en ai cité plus haut un exemple qui devrait suffire pour montrer qu'elles peuvent avoir lieu et qu'on doit se mettre en garde contre leurs conséquences; mais je ne puis résister au désir de rapporter ce nouveau fait, qui n'est pas moins concluant:

Une jeune fille d'un tempérament lymphatique, mais grande et fortement constituée, née dans une petite localité du département du Haut-Rhin, vint en 1852 à Paris, chez une de ses tantes, qui tenait, dans la rue Saint-Denis, un grand atelier de fleuriste, pour y être occupée comme ouvrière. Elle avait alors dix-huit ans. Deux ans environ après son arrivée, elle fit la connaissance d'un commis que des relations de commerce amenaient fréquemment chez sa tante. Cette connaissance se termina, comme il n'arrive que trop souvent, par une intimité dont les suites lui furent funestes.

En effet, elle quitta la maison de sa tante et vint habiter un logement commun avec son séducteur. Six mois après elle accoucha et se décida à nourrir son enfant, l'homme avec lequel elle vivait lui prodiguant d'ailleurs tous les soins nécessaires et se montrant parfaitement disposé à réparer, par le mariage, la faute qu'il avait faite en la détournant de son devoir.

Le jeune homme espérait bien obtenir de ses parents l'autorisation nécessaire pour leur union, et ils se berçaient l'un et l'autre de cet espoir, lorsqu'une lettre annonçant un refus formel tomba entre les mains de la jeune femme qui nourrissait depuis cinq mois. Son lait s'arrêta brusquement et, dès le lendemain, à de violents frissons, alternant avec des bouffées de chaleur et un sentiment d'étouffement, succéda un point de côté assez prononcé pour qu'on fût obligé de réclamer les soins d'un médecin.

Ce médecin s'enquit des antécédents et apprit que cette jeune femme avait eu quelques années avant son arrivée à Paris une fluxion de poitrine simple, c'est-à-dire une pleurésie du côté même où la douleur se faisait sentir, et pour laquelle on avait été obligé de la saigner deux fois.

Son premier soin fut de la saigner au bras,

et comme la douleur se localisait de plus en plus et devenait plus profonde, il fit faire une forte application de sangsues. Ce fut alors seulement que je vis la malade qui, se rappelant les soins qu'elle avait reçus de moi dans ses couches, me pria de venir la voir.

Je regrettai vivement que l'honorable médecin auquel elle se trouvait confiée n'eût pas pris en plus sérieuse considération la position de nourrice dans laquelle elle se trouvait, parce qu'alors peut-être aurait-il eu l'idée de faire quelque chose pour rappeler le lait supprimé, ce dont il ne s'occupa en aucune manière.

Aussi la maladie marcha rapidement, et un de ces vastes abcès que la science nomme *vomiques* se forma dans le poumon, Elle était au vingtième jour environ de sa maladie, lorsqu'après un sentiment horrible d'étouffement, elle fut prise d'un violent accès de toux et rendit par la bouche une énorme quantité d'un pus opaque, d'un blanc-gris, floconneux et offrant, j'ose le dire, la plus grande analogie d'aspect avec du lait caillé, comme dans l'observation que j'ai rapportée à la page 290.

J'en fis la remarque au médecin qui ne put s'empêcher de reconnaître cette analogie apparente, mais qui n'en continua pas moins à ne voir dans cette maladie qu'une *pneumonie* franchement inflammatoire, tandis que je persistai moi à y reconnaître tout simplement un *abcès laiteux* du poumon, abcès auquel la maladie antérieurement éprouvée avait fourni une prédisposition.

La malade guérit, mais je crois pouvoir penser avec quelque fondement de raison que si on s'était d'abord occupé de rappeler le lait supprimé par l'application de quelques ventouses ou de succions faites sur les seins, on eût évité l'abcès et épargné conséquemment à la malade les suites toujours défavorables d'une maladie affectant des organes aussi importants que les poumons.

§ II.

Les accidents occasionnés par le lait du côté des articulations, des jointures, comme on le dit communément, sont infiniment plus communs que ceux qui ont lieu du côté des organes intérieurs ; aussi, pour moi, beaucoup d'affections rhumatismales chez les femmes ne reconnaissent pas d'autre cause, et je n'hésite pas à admettre un *rhumatisme laiteux*.

J'ai rencontré un grand nombre d'exemples de ce genre de rhumatisme. Je me borne à rapporter en détail le suivant, qui a cela de remarquable que le rapport de la cause à l'effet a été rendu des plus faciles à constater, parce que la cessation de la première a été suivie immédiatement de la disparition du second, et que ce dernier ne s'est reproduit que quand la première s'est renouvelée. Le voici, tel que je l'ai recueilli et rédigé dans le temps pour être invoqué au besoin :

Une dame de vingt-six à vingt-huit ans environ, d'un tempérament nerveux quoique d'une apparence lymphatique, se maria à vingt-cinq ans et eut, sur la fin de la même année, un enfant qu'elle voulut nourrir elle-même.

Son accouchement avait été très-pénible, et c'est précisément cette circonstance qui l'avait fait résister aux instances de son mari, qui voulait qu'elle prît une nourrice. Elle avait eu, disait-elle (je me le rappelle parfaitement), tant de peine à donner le jour à son enfant, qu'elle voulait se compenser de ces peines par les agréments qu'elle aurait à le nourrir elle-même.

Les six premiers mois tout alla régulièrement, mais sur ces entrefaites elle fut obligée de faire un voyage pour assister sa mère malade, à 30 ou 40 lieues de Paris. Elle se décida, en conséquence, soit à sevrer son enfant, soit à le confier à une nourrice ; elle s'arrêta, par bonheur pour elle, à ce dernier parti : je dis par bonheur, car on va voir de quelle utilité il fût pour elle que son enfant n'eût pas perdu l'habitude de prendre le sein.

En effet, dès les premiers jours qu'elle cessa d'allaiter, son lait afflua si abondamment, qu'elle en fut pour ainsi dire inondée. On lui conseilla alors, comme on le dit, de l'étouffer en se couvrant les seins de ouates ou cardes de coton ; mais cette précaution eut un résultat contraire à celui qu'on espérait, les seins se gonflèrent encore plus, malgré quelques boissons nitrées qu'on lui fit prendre en même temps.

Arriva alors près d'elle une autre personne, qui lui assura qu'on arrêtait assurément la montée du lait en couvrant les seins d'un cataplasme de persil arrosé de vinaigre chaud. Ce moyen fut aussitôt employé que conseillé.

Il n'y avait pas deux heures que ce cataplasme était appliqué, qu'il lui survint dans un des genoux une douleur, avec engourdissement de toute la jambe. Cette douleur, dès le soir même, irradia du genou au pied et à la hanche et passa de ce genou à l'autre, et à mesure qu'elle se prononçait davantage, les seins diminuaient dans la même proportion.

Appelée auprès de cette dame, je ne balançai pas à regarder ces douleurs articulaires comme le résultat d'un transport laiteux; je ne voulus néanmoins rien conseiller avant l'arrivée d'un médecin.

Ce dernier, par respect sans doute pour la doctrine de l'irritation qui dominait alors dans les écoles, n'adopta pas l'explication que je donnai de l'accident, mais il suivit en tout point le conseil que j'avais nettement formulé avant son arrivée.

Ce conseil était tout simplement de redonner au plus vite le sein de la mère à l'enfant. Celui-ci fit d'abord quelques difficultés pour le prendre, mais il s'y décida, et à mesure que, par sa succion, le lait affluait dans les seins, la douleur diminuait dans les genoux.

Le mari fut tellement frappé en même temps qu'enchanté de ce résultat, que, pour aider l'enfant à faire arriver le lait en plus grande abondance, il appliqua de lui-même sur le sein laissé libre un de ces appareils de verre au moyen desquels, quelques mois auparavant, on avait été obligé d'avoir recours pour extraire le trop plein du lait. Vingt-quatre heures s'étaient à peine écoulées, que tout le mal avait disparu.

Mais comme les raisons pour lesquelles on avait renoncé à nourrir existaient encore, on crut pouvoir, en donnant de moins en moins à téter à l'enfant, arriver à tarir la source du lait sans accident. On tombait malheureusement d'un mal dans un écueil, car, chaque fois que l'enfant suspendait une nuit de téter, les douleurs reparaissaient dans quelques jointures des membres inférieurs.

Je donnai alors l'avis d'employer des moyens plus énergiques que ceux jusqu'alors tentés. J'administrai deux jours de suite un fort purgatif (huile de ricin, 32 grammes ou une once), puis quatre cuillerées à bouche par jour d'un sirop anti-laiteux, composé d'extrait de canne, de nitrate et de sous-carbonate de potasse.

Le soir, les seins ayant été frottés avec un peu d'huile d'amandes douces, rendue savoneuse et calmante par quelques gouttes d'ammoniaque et une pincée de camphre, je fis prendre une tasse d'infusion de fleurs de bourrache très-chaude pour provoquer de fortes sueurs.

Ces moyens, aidés par une diète sévère, furent couronnés d'un plein succès, et la malade, si on pouvait encore l'appeler ainsi, fut en état d'entreprendre le voyage pour lequel, quinze jours environ auparavant, elle avait brusquement cessé de donner le sein à son enfant.

Autre fait qui prouve que le lait peut même occasionner de véritables attaques de goutte : une dame allemande d'origine, d'un tempérament nerveux, quoiqu'un peu bilieuse, vint en 1850 accoucher chez moi. Ses couches furent assez heureuses, mais comme elle ne put pas nourrir son enfant, nous eûmes quelque peine à faire passer son lait. Cependant on en vint à bout et elle sortit de chez moi en parfait état de santé.

Ayant quitté Paris pour suivre son mari qui occupait un poste assez important dans une des divisions du ministère de la guerre, elle devint enceinte une seconde fois à une distance de quinze mois environ de la première et fit ses couches à Lyon chez une sage-femme. Ses couches furent aussi heureuses que chez moi, mais on ne prit pas pour faire passer son lait le soin que j'avais pris; aussi ses seins restèrent-ils longtemps gonflés et douloureux, fournissant même un peu de lait près de deux mois après son accouchement.

Son mari ayant éprouvé une disgrâce et par suite sa destitution, elle jugea convenable de venir à Paris solliciter sa réintégration et partit dans le plus fort de l'hiver. Ayant choisi dans le chemin de fer un coin du wagon pour pouvoir respirer de temps à autre un air frais, elle s'endormit la vitre qui surmonte la portière n'étant qu'à moitié fermée.

Le jour même de son arrivée elle ressentit un violent frisson, le suintement laiteux dont ses seins étaient le siége s'arrêta brusquement, et elle ressentit le surlendemain dans un des poignets une douleur qui passa bientôt du côté opposé, puis se propagea aux coudes, aux épaules et aux deux mains. Comme elle était obligée de sortir pour obtenir ce qu'elle était venue chercher à Paris, elle surmonta autant que possible ses douleurs ; mais comme elles augmentaient progressivement elle fut obligée de se mettre au lit. Le médecin de l'hôtel dans lequel elle était descendue vit dans tout cela un simple rhumatisme ordinaire, et se contenta de lui prescrire l'usage d'une tisane sudorifique et quelques frictions avec une pommade camphrée. La maladie s'amenda un peu, mais elle revint au bout d'un mois sous l'influence d'un nouveau refroidissement.

Cette fois ce ne fut pas seulement les poignets qui furent gonflés, mais toutes les articulations des doigts. Le même traitement fut encore employé et le même résultat obtenu ; mais tous les nœuds des doigts, du côté gauche surtout où la première douleur s'était fait ressentir, restèrent déformés par des amas de concrétions calcaires qui sont le signe caractéristique de la goutte.

Il y avait deux ans environ qu'elle était dans cet état, ses douleurs disparaissant quelquefois pour reparaître sous l'influence du moindre refroidissement, lorsque je la vis. Elle me raconta tout ce que je viens de rapporter, et il me fut facile, lui rappelant ce qui s'était passé chez moi lors de sa première couche, de lui prouver que son état était le résultat du peu de soin qu'elle avait pris à se débarrasser de son lait à la suite de son second enfant.

Je lui conseillai, ne pouvant mieux faire, d'aller consulter M. le docteur Ma**, auquel j'avais quelque temps auparavant adressé une personne affectée de goutte, et qui s'était très-bien trouvée de ses avis. Ce médecin s'étant fait donner un détail très-précis et très-circonstancié de tout ce qui était arrivé à cette dame, lui conseilla les bains de vapeurs sulfureuses, de fréquents purgatifs et l'usage continu des eaux de Vichy.

Ce traitement put être d'autant mieux suivi que le mari, ayant recouvré son emploi, put revenir à Paris et fournir largement à tous les frais d'un traitement qui devait nécessairement être long. En effet l'année se passa sans que les doigts reprirent tous leurs mouvements et les choses restèrent à peu près stationnaires jusqu'à ce que cette dame put aller passer une saison toute entière à Vichy même, d'où elle revint dans un état satisfaisant. Ce mieux s'est-il maintenu? C'est ce que j'ignore, ces personnes ayant quitté Paris, je crois même la France.

A ces observations j'en pourrais joindre une autre non moins concluante; c'est celle d'une jeune bonne qui, étant accouchée à l'insu de ses maîtres, voulut faire passer son lait en se frottant les seins avec une pommade astringente que lui procura une femme de sa connaissance.

Son lait s'arrêta effectivement de suite ; mais il lui survint dans un des poignets une vive douleur accompagnée d'un gonflement, ce qui ne cessa que quand on parvint à rétablir la sécrétion du lait, et ne se renouvela pas, les précautions nécessaires ayant été prises.

§ III.

De tous les laits répandus (puisque nous adoptons cette expression), il n'en est pas de plus communs que ceux qui ont lieu vers la peau. Les auteurs les plus disposés à méconnaître en principe les maladies laiteuses, acceptent pour la plupart celles-ci, qu'on désigne généralement dans les ouvrages classiques sous le nom caractéristique de *croûtes de lait*.

Elles se présentent effectivement sous forme de lames ou d'écailles recouvrant de grandes plaques rougeâtres, humides. Tantôt la sérosité qui donne cette humidité est fournie par de petites pustules ou boutons ouverts à leur pointe, tantôt elle vient d'un suintement de la surface même de la peau.

Ces écailles tombent et se renouvellent ; la peau au-dessous, surtout aux environs, est dure, rugueuse, se fendille, comme dans une observation que j'ai déjà rapportée, extraite de mon *Manuel de la Jeune Mère*, puis il se forme de nouvelles écailles pour remplacer celles qui tombent.

Les croûtes de lait ont souvent lieu à la figure, fréquemment aussi aux mains, aux cuisses et aux bras, mais plus rarement au tronc. Souvent, au lieu d'être des écailles, la maladie se borne à ne former que des taches d'un blanc brun, assez semblables aux *éphélides* ou taches de rousseur, mais beaucoup plus larges et moins régulièrement semées ; on les nomme alors taches de lait.

On les confond souvent avec un genre de dartres que les auteurs nomment *dartres humides*; mais, outre que les écailles qu'elles donnent sont toujours plus blanchâtres, elles se distinguent de ces dartres par la dureté et le fendillement de la peau sur laquelle elles se sont fixées.

Elles ont d'ailleurs toujours été précédées d'un trouble apporté dans l'allaitement, tandis que les dartres proprement dites peuvent survenir dans tous les moments de la vie, chez les femmes qui n'ont pas eu d'enfants aussi bien que chez celles qui sont mères et ont pris les précautions convenables, soit en n'allaitant pas, soit en cessant d'allaiter.

On peut aussi prendre pour des croûtes de lait une maladie de la peau, connue sous le nom de *zona*, qui consiste en un amas de vésicules grouppées autour du tronc sous forme de ceinture, et laissant échapper une sérosité qui, en se desséchant, forme aussi des croûtes écailleuses.

Mais cette dernière maladie a cela de particulier et de bien remarquable, qu'elle n'occupe le plus ordinairement qu'une seule partie du tronc, presque toujours la droite, et que les croûtes en sont non blanchâtres, mais d'un brun tirant quelquefois sur le noir ; son début est, d'ailleurs, presque toujours accompagné de fièvre, ce qui n'a pas lieu pour les croûtes de lait.

Les faits suivants caractérisent d'ailleurs parfaitement ces croûtes de lait, et montrent en même temps combien elles sont difficiles à déraciner du lieu où elles se sont fixées.

Madame Bourd..., blonde de cheveux, d'un tempérament lymphatique, toujours assez bien portante d'ailleurs, accoucha à trente-deux ou trente-trois ans, d'un enfant qu'elle nourrit elle-même. Tenant un magasin de haute lingerie dans une de nos rues populeuses, et fatiguée des peines et des soucis que lui avait donnés cet enfant depuis un an, elle accepta l'offre que lui fit sa mère de le prendre à la campagne pour le sevrer. Elle crut qu'en cessant d'allaiter, son lait allait disparaître de lui-même, ce qui en effet eut lieu, mais huit jours s'étaient à peine écoulés qu'elle ressentit quelques feux à la figure.

A ces feux succédèrent des rougeurs, puis de petits boutons qui, en se rapprochant, se confondirent et laissèrent échapper une légère sérosité, dont le desséchement forma çà et là, surtout derrière les oreilles et au-dessus des joues, à l'angle extérieur des yeux, des croûtes grisâtres assez semblables à celles qu'on connaît chez les enfants sous le nom de *gourme*.

Le médecin consulté traita cette éruption du nom d'*eczéma*, ordonna des lotions avec l'eau de guimauve et de tête de pavot; puis, comme la maladie résistait, il fit faire des frictions avec une pommade légèrement sulfureuse.

Un mois et même deux se passèrent ainsi, et, dans ces entrefaites, il survint de pareilles croûtes entre les doigts, dans la paume de la main, aux avant-bras et dans la partie antérieure des jambes. Enfin, des lotions sulfureuses on passa aux bains de même nature et toujours sans succès, si ce n'est pourtant que le pourtour des oreilles et des joues se dégagea un peu, mais les mains et les jambes empirèrent dans la même proportion.

Satisfaite d'avoir la figure à peu près nette, madame Bourd... cessa tout traitement et se résigna à vivre dans cet état. Deux ans se passèrent ainsi sans qu'elle songeât à rien faire, lorsque ses règles se supprimèrent et qu'elle se reconnut enceinte. Cette nouvelle position n'apporta pas un amendement très-prononcé dans ces croûtes de lait ; néanmoins le suintement semblait diminuer, et, par suite, les écailles paraissaient moins épaisses.

Voyant cette dame assez souvent, je la consolai, présageant que sa grossesse pourrait amener sur sa fin quelque changement dans son état ; je l'engageai surtout à nourrir encore son nouvel enfant, ce à quoi elle ne paraissait pas décidée.

Elle céda à mes instances, et, dès les premiers jours qui suivirent son accouchement, à mesure que ses seins se gonflaient sous l'affluence du lait, ses croûtes tombaient pour laisser à nu des surfaces plus nettes et moins rouges. Des lotions faites avec une eau légèrement savoneuse aidaient la chûte des croûtes, qui se remplaçaient de moins en moins. Enfin, au bout de dix mois tout avait disparu ; l'enfant se portait à merveille.

A quinze mois, il fallut songer à sevrer l'enfant; mais madame Bourd..., qui ne doutait plus alors que l'opinion que j'avais, dès le début de sa maladie, manifestée sur son origine, ne fut en tout point conforme à la vérité, quoique d'autres personnes consultées avant moi en eussent pensé et dit, madame Bourd... craignait ce moment comme le signal du retour de ses croûtes.

Je commençai par lui faire appliquer un vésicatoire au bras gauche, comme pour fixer la maladie à venir, si on peut parler ainsi ; je lui administrai pendant huit jours, à mesure que l'enfant tétait moins, de légers purgatifs, puis des boissons propres à porter aux urines et à la peau.

Les parties qui avaient antérieurement été atteintes aux mains et aux bras rougirent bien un peu en même temps que la peau en devint rugueuse, mais les croûtes ne se formèrent plus, et madame Bourd... put croire qu'elle en était définitivement débarrassée.

Quelques bains de Barèges et l'usage, pendant trois ou quatre mois, mais seulement par intervalles, de mon sirop anti-laiteux, la confirmèrent dans cette opinion.

A cette observation si concluante je joins celle d'une dame des environs d'Orléans, qui vint, il y a deux ans, me consulter pour un lait répandu, qui passa successivement de l'état de simples taches à celui de croûtes.

Cette dame a maintenant trente quatre à trente-cinq ans; elle est d'un tempérament éminemment nerveux, s'est mariée à vingt-cinq seulement, et a eu l'année suivante un enfant qu'elle a nourri elle-même et conduit à bonne fin.

Elle est accouchée pour la seconde fois il y a

cinq ans, d'un enfant qu'elle nourrit aussi, mais qui mourut à six mois, Sa mère, qui habite Paris, s'empressa de se rendre auprès d'elle et de l'amener ici pour la distraire. Elle consentit en effet, et comme son lait, sous l'influence du violent chagrin qu'elle avait éprouvé, avait totalement disparu, elle n'y donna aucune attention.

Deux mois se passèrent ainsi; ses règles reparurent même, et tout semblait aller bien, lorsqu'elle s'aperçut que ses bras et le dessus de ses mains se couvraient de larges taches brunâtres, et qu'en cet endroit la peau devenait rugueuse. Le médecin habituel de la maison, consulté, connaissant la conduite un peu légère du mari, crut d'abord à des taches d'une nature suspecte et essaya, avec toute la prudence convenable, un traitement conforme à ce soupçon, suivant ce vieil axiome médical, qui dit que le remède indique souvent le mal.

Ce traitement n'eut aucun résultat, les taches s'agrandirent; la peau devint de plus en plus rugueuse ; elle se durcit, se fendilla, et des petites crevasses qui en résultèrent suinta une légère sérosité qui, en se durcissant, forma des croûtes minces tombant de temps à autre pour se renouveler.

Cette position dura dix-huit mois sans qu'on songeât à attaquer le mal autrement que par des bains, des lotions émollientes rendues onctueuses par l'addition d'un peu de gélatine.

C'est alors que sa mère songea à amener cette dame à Paris, pour consulter sur sa position. Comme j'avais donné des soins à une dame de sa connaissance pour un cas assez semblable, elle me fut conduite. Mon premier soin fut de prendre des renseignements précis sur tout ce qui pouvait se lier directement ou indirectement au dernier accouchement de cette dame, et à la conduite tenue au moment de la mort de son enfant.

J'appris alors qu'en nourrissant cet enfant elle avait beaucoup de lait, que ses seins avaient même plusieurs fois cédé à sa trop grande affluence, puisqu'on avait été obligé de lui ouvrir trois ou quatre abcès laiteux; puis, qu'à la mort de cet enfant, ils s'étaient tout-à-coup affaissés sans autre cause que la violente secousse morale qu'elle avait éprouvée et qui avait failli la rendre folle, puisqu'elle avait eu pendant deux ou trois jours un véritable délire.

La nature du mal me fut de suite dévoilée, et je n'eus rien de plus pressé, en me prononçant, que de faire sentir combien il était heureux que le lait, au lieu de se fixer vers le cerveau, où il s'était d'abord fait ressentir, se fut arrêté sur la peau.

Je commençai, dès-lors, un traitement qui consista en lotions d'abord émollientes, puis rendues alcalines par l'addition d'une certaine quantité de bi-carbonate de soude, en purgatifs doux, mais souvent répétés, ou boissons diurétiques; et sur la fin, comme les taches persistaient, les croûtes ayant entièrement disparu et la peau ne reprenant pas sa souplesse naturelle, aux mains surtout, je conseillai plusieurs bains de Barèges mitigés par un peu d'eau amidonée.

J'avais communiqué les deux faits que je viens de rapporter à un honorable médecin qui voulut bien les corroborer des deux suivants, qu'il a été à même de recueillir dans le cours de sa pratique, et qui, en fixant son opinion sur la question, l'ont amené à admettre les maladies laiteuses comme des choses hors de doute et complétement irrécusables.

Une dame, née à Bordeaux, d'une constitution débile, nerveuse, se maria à vingt-deux ans et accoucha l'année suivante d'un enfant qu'elle nourrit elle-même, mais qui mourut à dix mois d'une convulsion qu'on attribua, à tort ou à raison, à la sortie difficile de ses premières dents. Ne voulant plus habiter un lieu qui lui rappelait la perte douloureuse qu'elle venait de faire, elle vint habiter Paris, où se trouvait alors la famille de son mari; mais elle ne prit aucune précaution contre son lait, qu'elle supposait devoir se tarir de lui-même.

Il n'y avait pas quinze jours qu'elle était fixée à Paris, où elle avait d'ailleurs choisi un logement très-convenable sous tous les rapports, qu'elle ressentit quelques frissons, des maux de tête et une chaleur inaccoutumée à la peau, principalement à la figure, aux avant-bras et à la partie interne des jambes.

On consulta un médecin, qui ne vit en tout cela que les suites d'un changement de nourriture et de l'émotion que donne nécessairement à une femme éminemment nerveuse la nouveauté des objets qui fixent l'attention des personnes qui viennent habiter la capitale et que leur position de fortune met à même de mener une vie de luxe. Aussi se contenta-t-il de prescrire un peu de repos, quelques grands bains et une nourriture blanche.

Un mois se passa sans que l'état s'améliorât; au contraire, il survint aux bras et aux jambes des taches d'un brun clair à surface rugueuse. En peu de temps ses taches se couvrirent d'écailles dont l'épaisseur augmenta progressivement, au point de simuler de véritables dartres. Le médecin qu'on avait appelé, s'étant absenté de Paris, confia la malade aux soins du praticien qui a recueilli l'observation.

Celui-ci s'étant informé plus positivement que ne l'avait fait son confrère de l'état dans lequel se trouvait la malade avant son arrivée à Paris et des raisons qui lui avaient fait abandonner sa ville natale, n'hésita pas à trouver un rapport entre son état actuel et ses suites de couche, et finalement à conclure que les dartres auxquelles il avait affaire n'étaient autre chose que des croûtes de lait, c'est-à-dire le résultat d'une cessation trop brusque et mal conduite de l'allaitement.

Cette conviction acquise, il dirigea son traitement en conséquence. Il fit d'abord prendre plusieurs bains amidonnés pour calmer l'irritation de la peau, puis quand cette première indication fut remplie, il conseilla plusieurs légers purgatifs, alternant avec des bains sudorifiques comme moyens d'élimination.

Ce traitement amena dans la position de la malade une amélioration assez marquée pour qu'elle crût devoir s'en tenir là ; mais mal lui en prit, puisque trois mois s'étaient à peine écoulés que les croûtes reparurent et avec elles la série des incommodités qui les avaient accompagnées la première fois.

On fut dès-lors obligé de recommencer le traitement; mais cette fois la malade, reconnaissant le tort qu'elle avait eu de se croire trop tôt guérie, se soumit avec une docilité exemplaire, aux moyens auxquels elle avait dû l'état favorable dans lequel elle s'était trouvée trois ou quatre mois avant, si bien qu'en trois mois de traitement elle se trouva complètement débarrassée.

La maladie reparut-elle? le médecin n'a pu le savoir, la malade étant retournée à Bordeaux, mais son état était si satisfaisant lors de son départ, qui n'eut lieu que six mois après la cessation de tout traitement, qu'il put la croire exempte de toute récidive, si, surtout, elle a a eu la précaution d'aller passer la belle saison suivante aux eaux des Pyrénées.

Le second fait n'est pas moins important et confirme tout aussi bien mon opinion que le précédent. Le sujet est la femme d'un employé du chemin de fer du Nord. Cette dame, d'un tempérament lymphathique, à peau fine, comme le sont toutes les personnes dont les cheveux tirent sur le roux, se maria à vingt-cinq ans, devint enceinte immédiatement et accoucha au bout de dix mois.

Ses couches furent assez heureuses, et elle se décida à nourrir. Tout marcha régulièrement les trois premiers mois, quoi qu'elle souffrît un peu chaque fois que son enfant prenait le sein; elle n'en persista pas moins, mais ses seins, horriblement gonflés, se couvrirent de crevasses, si bien qu'elle fut obligée de cesser de nourrir au cinquième mois et de confier son enfant à une personne qui se chargeait de l'élever au biberon.

On couvrit ses seins de cataplasmes de farine de lin, de compresses trempées dans la décoction de guimauve et de têtes de pavots; mais, quoi qu'on fît, on fut obligé de donner issue par deux ouvertures à la matière contenue dans deux abcès qui s'étaient formés au côté gauche. Ces ouvertures se cicatrisèrent et les seins n'ayant pas cessé de fournir du lait, elle eut la malheureuse idée de présenter de nouveau le sein à son enfant, qui en était privé depuis près d'un mois.

Ses seins se gonflèrent de nouveau sous les efforts de succion d'un enfant que la privation en avait rendu avide. Mais les premiers accidents se présentèrent de suite, et il fallut cesser encore une fois de nourrir et en venir aux moyens qui, la première fois, avaient calmé la douleur. Cette fois du moins il ne se forma pas d'abcès, parce qu'on avait coupé court au mal plus promptement. Les seins tombèrent progressivement, et, en moins de quinze jours, ils étaient rentrés dans leur état ordinaire.

Cette dame, débarrassée des douleurs qu'elle

avait éprouvées du côté des seins, se livrait toute entière aux soins que demandait son enfant, lorsque, sans cause connue, elle se vit couverte de clous qui tous vinrent à suppuration. Le plus fort occupait la partie interne de l'avant-bras gauche ; on fut obligé de l'ouvrir, il rendit plus d'une cuillerée de matière blanchâtre, puis il se ferma, mais d'autres survinrent et la cicatrice dont ils se couvrirent se transforma en croûte au-dessous de laquelle s'établit un suintement que ni les bains, ni les cataplasmes émollients ne purent tarir.

Le médecin, se rappelant alors l'exemple que lui avait offert la dame dont l'observation précède celle-ci, ne douta pas de la nature du mal et fit part de ses soupçons à la malade, qui reconnut en effet que, contente d'être débarrassée des abcès qu'elle avait eus aux seins, elle n'avait rien fait pour prévenir les suites de son lait. Un traitement basé sur la nature du mal et qui ne différa pas sensiblement de celui qui avait si bien réussi pour la dame de Bordeaux, fut alors mis en usage et eut un résultat aussi satisfaisant.

Je termine ce que j'ai à dire des taches de lait, en faisant remarquer qu'on peut souvent les confondre avec d'autres taches nommées *syphilides*, comme l'a fait le praticien d'abord consulté pour la dame qui fait le sujet de l'observation précédente.

La différence consiste : D'abord en ce que les taches de lait n'affectent, bien entendu, que les femmes qui ont été mères ; ensuite les syphilides à l'égard desquelles la conduite des maris peut donner de précieuses indications, sont plus brunâtres, n'ont pas la même tendance à voir la peau qui les recouvre se durcir et se gercer.

Ces dernières occupent d'ailleurs rarement la figure comme les taches de lait, et se fixent le plus habituellement au tronc, comme au dos, à la poitrine ; le traitement mercuriel les fait disparaître et semble plutôt irriter les taches de lait. Les deux observations suivantes en sont une preuve :

Une jeune dame, d'origine espagnole, se maria à dix-neuf ans à un Américain fort riche, qui l'amena à Paris trois ans après son mariage. Elle était accouchée un an auparavant et avait perdu son enfant d'une maladie qu'au tableau qu'elle m'en fit, je jugeai être une convulsion occasionnée par le percement des premières dents.

Cet enfant était mort à six mois. Elle l'allaitait elle-même, et comme son lait s'était naturellement tari dans le cours des fatigues qu'elle avait éprouvées en soignant son enfant, elle ne fit rien pour le faire passer. Au bout de deux mois, elle ressentit quelques-uns de ces frissons avant-coureurs assez habituels des maladies laiteuses, puis quelque temps après il lui survint aux deux avant-bras et sur le haut de la poitrine de petites taches couvertes d'une sorte de pellicules brunâtres se desséchant, puis tombant pour se renouveler.

Un vieux médecin américain, que le mari consulta, ne vit en tout cela qu'une maladie laiteuse, maladies que les praticiens d'au-delà des Pyrénées reconnaissent très-bien; mais le mari, qui profitait de son séjour à Paris pour goûter un peu des plaisirs de toute sorte qu'offre la capitale aux étrangers riches, et qui, dans ce que j'appellerai ses excursions à Cythère avait reçu une blessure grave, consulta pour sa femme la célébrité spécialiste auquel on l'avait adressé pour son propre compte.

Ce dernier, sans même demander à voir la dame, se prononça sur son affection et déclara qu'elle ne pouvait être et qu'elle n'était qu'une maladie de la nature même de celle du mari. Celui-ci lui objecta vainement que la chose était non-seulement peu probable, mais à peu près impossible, pour des raisons que tout autre médecin qu'un spécialiste eût parfaitement admises; mais le mari se laissa persuader, et soumit sa femme au traitement qu'il subissait lui-même.

La jeune femme, qui ne savait rien ni de la maladie de son mari, ni des causes que l'on attribuait à la sienne, fut assujettie à un traitement dont le mercure faisait la base : frictions avec l'onguent gris sur les taches brunes que nous avons désignées plus haut, pilules de Belloste et boissons sudorifiques, etc.

La maladie, au lieu de diminuer, ne fit au contraire qu'empirer sous l'influence de ce traitement. Ce fut alors que le hasard me mit en rapport avec elle et qu'elle me parla de l'opinion que le vieux médecin, son compatriote, avait eue dès le début de sa maladie. Je pesai cette opinion, et la rapprochant de tout ce qu'elle me dit des circonstances au milieu desquelles cette maladie s'était déclarée et des rapports de son mari avec elle, je ne doutai pas un instant que ce qu'elle éprouvait fut une affection laiteuse et non pas une conséquence de la maladie de son mari.

J'engageai alors à substituer au traitement suivi avec si peu de succès celui auquel je soumets la plupart des femmes tourmentées d'affections laiteuses : Toujours sirop anti-laiteux, bains mucilagineux, puis sulfureux, tisane dépurative et quelques légers purgatifs, etc.

Ce traitement n'était guère suivi que depuis un mois, que déjà les taches devenaient blanchâtres, se couvraient de légeres pellicules et laissaient à la place qu'elles occupaient une peau lisse mais d'un blond nacré. Il me fut bien démontré, à dater de ce moment, que le vieux médecin et moi avions dit juste. J'insistai dans cette conviction et j'eus le résultat tout-à-fait en ma faveur, puisque, quelques mois après, la jeune dame venait me remercier et me montrait que tout avait complètement disparu. Elle resta encore un an environ à Paris, vint me voir plusieurs fois et n'a rien éprouvé qui put faire croire que je me fusse trompée.

Dans cette seconde observation, l'erreur était d'autant plus facile à commettre que le lait, indépendamment des taches qu'il avait occasionnées, avait aussi porté son action sur la tête et avait en grande partie entraîné la perte des cheveux : la voici telle que je l'ai rédigée dans le temps.

Madame Rir***, femme d'un tempérament lymphatico-sanguin, d'une taille élevée et d'un fort embonpoint, se maria en secondes noces à 32 ans, n'ayant point eu d'enfant de son premier mari. Son second mari était un ancien officier de cavalerie plus âgé qu'elle de sept à huit ans, mais d'un bel extérieur et paraissant jouir d'une bonne santé. Au bout de quelques mois de mariage elle devint enceinte et accoucha fort heureusement, à son terme, d'un enfant qu'elle désira nourrir.

Mais obligée de quitter la ville qu'elle habitait au moment de son accouchement pour suivre son mari qui changeait de garnison, elle confia à une nourrice son enfant alors âgé de six mois, et ne prit aucune précaution contre son lait, quoique ses seins continuassent plusieurs jours à rester très-gonflés et à fournir abondamment du lait. Cependant ils s'affaissèrent progressivement, et au bout de quinze jours ils étaient rentrés dans l'état où ils étaient avant son accouchement.

Ce fut alors qu'elle partit pour venir rejoindre son mari qui se trouvait à Versailles avec son régiment. Pendant le premier mois de son séjour dans cette nouvelle résidence elle se porta assez bien, mais elle ne tarda pas à remarquer que ses bras et le devant de sa poitrine se couvraient de tâches brunâtres, et que l'épiderme qui formait le centre de ces taches se desséchait et tombait sous forme de pellicules écailleuses. Chaque fois aussi qu'elle passait le peigne sur sa tête, elle l'en retirait chargé de ces pellicules et de cheveux, si bien qu'en moins de trois mois elle avait plusieurs places du cuir chevelu totalement dégarnies.

Effrayée de cet état, elle consulta le médecin du régiment qui, connaissant les antécédents du mari, ne douta pas un instant qu'il eût communiqué à sa femme le principe de tout ce qu'elle éprouvait. Partant de cette idée, il la soumit, comme dans le fait précédent, à un traitement dont le mercure formait la base.

Deux mois de ce traitement n'amenèrent aucun changement; au contraire, car elle eût une salivation fort désagréable, mais ses cheveux continuèrent à tomber et ses taches à la peau suintèrent à la manière de ce qu'on nomme une *dartre humide*.

C'est alors qu'elle vint à Paris et me fut amenée par une dame de Versailles que j'avais soignée quelques années avant d'un abaissement de la matrice. Je la questionnai sur ce qu'elle avait fait à la suite de ses couches, et j'appris, ainsi que je l'ai dit, qu'ayant été obligée de sevrer son enfant à six mois, elle n'avait rien pris pour se débarrasser de son lait. Je crus dès-lors pouvoir me prononcer sur son état et la détourner du traitement auquel on l'avait soumise sur de simples soupçons et sans une nécessité bien démontrée.

Les moyens que j'employai pour elle furent,

à peu de chose près, ceux qui avaient été employés pour le cas précédent; ils eurent le même résultat; seulement ils durent être employés plus longtemps et avec plus de ménagement parce que le santé générale avait beaucoup souffert de ce qui avait été fait avant qu'elle vint se confier à moi.

Enfin si les croûtes de lait se forment principalement sur la peau, affectant comme on l'a vu les parties les plus fines, telles que l'intérieur des cuisses, le devant de la poitrine, l'interstice des doigts, on les voit aussi très-souvent se montrer à l'entrée des ouvertures naturelles comme au pourtour des fosses nasales, à l'entrée des parties sexuelles.

Quand elles se fixent en ce dernier lieu, elles constituent une maladie, sinon des plus graves, du moins des plus incommodes par la démangeaison continuelle qu'elles occasionnent. Aussi demandent-elles à être combattues au plus tôt et par les moyens les plus énergiques, comme dans le cas suivant :

Une dame d'Angoulème, d'un tempérament bilieux, brune de cheveux, d'une constitution sèche, accoucha en 1852 pour la deuxième fois d'un enfant qu'elle nourrit elle-même, mais qui succomba à quatre mois à cette maladie assez commune qu'on désigne généralement sous le nom de *muguet* (voyez mon *Manuel de la jeune Mère*, page 295).

Son mari voulant la soustraire, autant que possible, au chagrin que lui causait la perte de son enfant, la conduisit à Paris chez une de ses tantes, où elle arriva huit jours après cette perte sans avoir rien fait pour faire tomber ses seins dont le lait s'échappait encore avec assez d'abondance. Au bout de quelques jours le lait disparut complétement à la suite d'un refroidissement subit qu'elle avait éprouvé en sortant d'un appartement chaud.

Prise de frissons et d'une légère toux, elle garda quelque temps la chambre, mais sa tante craignant pour elle l'effet d'une trop grande concentration morale, l'obligea pour ainsi dire à sortir pour chercher des distractions. Elle céda ; sa toux se calma, mais, comme elle avait eu la précaution de se couvrir beaucoup la poitrine, ses seins se gonflèrent un peu et la partie de la chemise qui leur correspond se trouva mouillée ; ce à quoi elle ne donna que peu d'attention, sa santé générale n'en ayant pas souffert.

Deux mois se passèrent ainsi, et elle se disposait à retourner à Angoulème, lorsqu'elle s'aperçut de quelques démangeaisons à la partie intérieure et supérieure des cuisses et au pourtour des organes sexuels. Elle crut qu'un peu de repos, un grand bain et quelques jours de lotions faites avec de l'eau de guimauve remédieraient aisément à cet inconvénient. Il n'en fut pas ainsi : la démangeaison augmenta de jour en jour et elle me fut amenée par sa tante, après avoir souffert plus d'un mois.

L'ayant examinée convenablement, je trouvai le pourtour et l'entrée du canal vulvo-utérin parsemés de petites pustules excoriées, les unes à l'état nu, les autres recouvertes d'une pellicule d'un blanc-gris dont la dessication formait une croûte qui tombait et se renouvelait aussitôt. Les parties étaient alors le siége non plus d'une simple démangeaison, mais d'une cuisson assez douloureuse pour ne pas permettre un seul instant de repos, même pendant la nuit. Il y avait de plus une perte en blanc des plus abondantes, qui avait paru le jour même où elle avait éprouvé le refroidissement mentionné plus haut.

Je me fis rendre un compte détaillé de la position dans laquelle se trouvait cette dame avant l'apparition du mal qui l'amenait chez moi, et de tout ce qui me fut dit je conclus que ce mal n'avait d'autre cause qu'un lait mal soigné. Je basai un traitement sur cette opinion, et le résultat fut aussi heureux que dans les cas précédents.

CHAPITRE III.

Des moyens généraux de prévenir et de traiter les maladies laiteuses.

§ Ier.

Les maladies qui résultent de la rentrée du lait, de sa métastase ou de son transport sur d'autres organes, sont assez graves, comme on peut le voir par les exemples que je viens de citer, pour mériter une sérieuse attention de la part des femmes jalouses de leur santé.

Si, dans la plupart des cas que j'ai rapportés, les malades ont fini par s'en débarrasser, beaucoup d'autres aussi, et j'en connais plusieurs, sont obligées de les supporter et d'en souffrir toute leur vie.

Cependant, si les femmes prenaient toutes les précautions que j'ai indiquées dans mon *Manuel de la Jeune Mère* pour éteindre convenablement leur lait, ces maladies seraient sinon impossibles, du moins rares.

Ces précautions consistent surtout à diriger le lait vers d'autres organes sécréteurs qui, sans cesse occupés à transporter hors de l'économie les matériaux inutiles, l'entraînent avec ces matériaux et l'éliminent. Ces organes sécréteurs sont les *reins*, qui donnent l'urine, la *peau*, qui fournit la sueur, et les *intestins*, dont les fonctions sont de rejeter par les selles tout ce qui est inutile à la nutrition.

On arrive à ce résultat par des médicaments ou des substances qu'on nomme pour les reins *diurétiques*, pour la peau *sudorifiques*, pour les intestins *purgatifs*.

La chose importante c'est de les administrer à propos et de les approprier aux cas qui réclament l'emploi de l'un plutôt que celui de l'autre; et, le choix fait, de les proportionner au tempérament des personnes, à leur état habituel de santé et à diverses circonstances plus faciles à saisir pour la personne exercée qu'à développer par des paroles, ainsi que nous allons le voir par les quelques cas que je vais encore rapporter à ce sujet.

Mais une chose sur laquelle je ne saurais trop insister, c'est l'habitude vicieuse qu'ont beaucoup de nouvelles accouchées, même sur la recommandation de quelques personnes de l'art, d'étouffer leur lait quand elles veulent le faire partir, en enveloppant leurs seins de substances cotonneuses épaisses.

Ce moyen est non-seulement irrationnel, je le répète, mais il est dangereux, puisqu'il n'est propre qu'à favoriser le lait au lieu de l'arrêter.

Toutefois quand le lait retenu, épaissi, dilate les vaisseaux qui le contiennent et donne lieu à ces cordes, à ces noyeaux laiteux qui occasionnent souvent de si violentes douleurs, faut-il lui donner cours par des succions artificielles ?

C'est mon avis, et c'est aussi celui de plusieurs praticiens distingués ; c'était celui de feu

Maygrier dont je m'honore d'avoir été l'élève; car souvent la première chose à faire en médecine, c'est de calmer la douleur.

Aussi je n'hésite pas, quand la douleur est vive, de faire vider les seins soit par de véritables succions, soit par un des divers moyens mécaniques inventés à cet effet; mais je fais cesser ces succions aussitôt que le dégorgement est obtenu; en les continuant au delà du degré nécessaire pour soulager, on s'expose à entretenir l'arrivée du lait, et on agit en sens inverse du but qu'on se propose d'atteindre. C'est ce qui est arrivé à une personne de ma connaissance qui, ayant connu une dame chez laquelle la brusque suppression de son lait avait occasionné une maladie mentale des plus graves, en fut tellement impressionnée qu'ayant perdu son enfant à huit mois, elle voulut continuer à entretenir son lait jusqu'au moment où elle aurait cessé de l'allaiter. Elle fit si bien que quinze mois après ses couches ses seins fournissaient encore un lait substantiel, et que sans mon intervention elle se serait vainement épuisée, sa santé étant d'ailleurs fort délicate.

Ce n'est pas seulement lorsque l'accumulation extrême du lait dans les seins occasionne de vives douleurs qu'on fait bien de commencer par les vider, mais il y a quelques cas où on est obligé d'avoir recours à des succions artificielles, et cela le plus promptement possible; c'est lorsqu'au moment où une femme cesse d'allaiter, on s'aperçoit qu'il survient quelque chose d'extraordinaire en elle, ou bien lorsque, quoique voulant continuer à nourrir, son lait s'arrête brusquement sous l'influence d'une frayeur, ou de toute autre vive émotion. Dans ces cas, on aurait souvent tort de chercher à le diriger vers des organes autres que ceux sur lesquels il s'est brusquement porté; le mieux dans bien des circonstances est de le rétablir ou de le rappeler dans les seins.

Je me suis trouvée il y a quelques années dans une position difficile à ce sujet. J'avais accouché chez moi une dame qui habite aux environs de Paris une maison de campagne isolée des autres habitations.

Cette dame, dont l'accouchement avait été des plus heureux, retourna chez elle au bout de quinze jours et nourrissait de la manière la plus heureuse son enfant, lorsque le feu prit à une grange tenant à son habitation. Aux premiers cris qui annoncèrent ce sinistre, son lait s'arrêta brusquement, elle eût un tremblement général et ses idées se troublèrent.

Son mari, en bon époux et bon père, plus effrayé du danger que courait sa femme, que du feu qui d'ailleurs n'offrait rien d'alarmant, vint en toute hâte me chercher. J'arrivai de suite et trouvai cette dame déjà en proie à un véritable délire.

Je jugeai prudent de rappeler au plus vite le lait, et, ne trouvant rien autre chose, je fis d'un large verre, faute de mieux, une ventouse dont je couvris successivement les deux seins. La première application fut douloureuse, mais cette douleur ne fut pas de longue durée ; à mesure que le vide se faisait on voyait les seins se gonfler et le lait ne tarda pas à s'y faire jour. Un mieux se déclara presqu'aussitôt, et dès le lendemain cette dame put reprendre ses fonctions de nourrice qu'elle a remplies jusqu'à dix-huit mois avec le plus grand succès pour elle et pour son enfant, sans qu'aucun accident fâcheux ne survînt. Seulement quand elle voulut sevrer son enfant, elle se rappela le service que je lui avais rendu, et suivit en tous points les conseils que je jugeai alors convenable de lui donner.

J'ai dit que des trois ordres de substances à employer le choix n'était pas toujours indifférent; en effet l'emploi de celles qui agiraient sur des organes malades serait très-préjudiciable. Par exemple j'ai vu administrer des purgatifs réitérés à des femmes dont l'intestin excessivement irritable devenait tout à coup le siége d'une violente inflammation, comme dans le cas suivant :

Une dame du faubourg Saint-Germain accoucoucha et se décida à nourrir; mais ne pouvant supporter les fatigues inhérentes à la position d'une nourrice consciencieusement attachée à ses devoirs, elle se vit obligée d'y renoncer et pria la sage-femme qui l'avait assistée dans ses couches de lui faire passer son lait. Cette dame était depuis longtemps atteinte d'une gastrite ou inflammation d'estomac, dont sa grossesse avait, ainsi que cela arrive très-souvent, suspendu la marche.

La sage-femme voulant, sans tenir compte de son état, arrêter l'afflux du lait, qui était excessif, lui administra une once d'huile de ricin, et comme ce médicament avait été rejeté par des vomissements, elle ordonna quarante grammes de sulfate de soude ou sel de glauber dans une tasse de bouillon aux herbes, avec injonction de reprendre ce même sel le lendemain.

La première dose donna lieu à des selles abondantes précédées de fortes coliques; mais la malade craignant mal faire en ne suivant pas l'ordonnance, prit la seconde dose le lendemain.

A peine l'eût-elle prise qu'elle éprouva de nouveau de violentes coliques d'estomac et que les selles se teignirent de sang. En un mot, les trois purgatifs avaient non-seulement renouvelé l'inflammation de l'estomac qui, depuis la grossesse de cette dame, avait été arrêtée dans sa marche, mais ils l'avaient propagée de l'estomac aux intestins et l'avaient ainsi compliquée. Le cas devint même assez grave pour qu'on fut obligé d'en venir à une forte application de sangsues et aux autres moyens que réclament les maladies inflammatoires les mieux caractérisées.

La voie qui semble s'ouvrir le plus naturellement au lait est sans contredit celle des urines; les femmes en sont tellement convaincues que celles qui cessent d'allaiter se croient généralement dispensées de toute précaution quand elles urinent abondamment. Aussi la plupart des substances qui sont devenues d'un usage populaire ont-elles la propriété d'exciter les reins. C'est aussi de ce côté-là que dans les cas ordinaires on peut agir avec le plus de chances de succès.

Le chiendent, la canne, la racine d'asperges, la pariétaire, puis la scille, la digitale, sont les substances qu'on emploie le plus habituellement; mais ces substances ont, les quatre premières surtout, peu d'énergie, et on est presque toujours obligé d'en accroître l'action par l'association de quelqu'agent plus énergique, comme le nitrate de potasse ou sel de nitre, le sous-carbonate de soude ou de potasse.

§ II.

Les moyens dont nous venons de parler, comme on le voit, ont principalement pour but de prévenir ou d'arrêter dans leur début les maladies qui peuvent survenir immédiatement à la suppression du lait.

Mais, ainsi qu'on a dû le voir aussi par le titre même de la partie de cet ouvrage consacrée aux maladies laiteuses, et par la plupart des observations que nous venons de rapporter à leur occasion, on a dû voir, dis-je, que ce n'est pas ce dont nous avons principalement à nous occuper ici : nous avons en vue les affections qui apparaissent comme maladies parfaitement établies et caractérisées longtemps quelquefois après que le lait a été arrêté, soit parce que la femme n'a pas nourri, soit parce qu'elle a cessé d'allaiter.

Or, ces maladies, revêtant toujours le caractère des maladies propres aux organes qu'elles affectent, n'ont pas, comme on pourrait le croire au premier abord, un traitement spécial anti-laiteux, mais elles en réclament un basé d'abord sur leur nature propre, mais modifié par l'espèce particulière de cause à laquelle elles sont dues.

Ainsi on pousserait en vain aux urines, aux sueurs, voire même aux selles une personne atteinte depuis longtemps de croûtes de lait ou de dartres laiteuses ; la maladie ou continuerait à faire des progrès ou bien s'invétérerait de plus en plus.

On est nécessairement obligé d'attaquer le mal par les moyens auxquels on aurait recours si on avait affaire à une de ces maladies de la peau qui rentrent dans la classe des dartres ; seulement en même temps qu'on traite la dartre, on a le soin de diriger le lait vers un des émonctoires par lesquels il sort ordinairement de l'économie.

Il en est de même pour un rhumatisme laiteux contre lequel on est toujours obligé de diriger des bains de vapeur, des frictions ammoniacales, etc.

Cette obligation dans laquelle nous sommes de mettre à contribution pour les maladies laiteuses les moyens ordinaires, est précisément un fait invoqué en faveur de leur négation par les personnes qui s'obstinent à ne pas reconnaître en principe ces maladies. A quoi sert, disent-elles, de les admettre puisque vous les traitez comme si elles n'existaient pas.

D'abord, répondrons-nous, la cause de toute maladie, quand on peut la découvrir, est importante à connaître et à noter, parce que le malade étant guéri sera dûment averti de ne pas retomber sous l'influence de cette cause et redoublera d'efforts pour s'y soustraire; exemple :

Une femme est atteinte de croûtes de lait; vous pensez bien que le lait est la cause du mal, mais, partant de cette idée que puisque vous avez affaire à une dartre, vous devez la traiter comme telle par les frictions ou lotions sulfureuses, les tisanes dépuratives, etc., vous négligez d'en avertir la malade. Cette personne redevient enceinte, accouche, et qu'elle ne nourrisse pas ou qu'elle nourrisse son enfant, elle se conduit comme elle a fait pour la fois où son lait a pris une fausse direction.

Elle est par là d'autant plus exposée aux mêmes accidents que la peau y est plus disposée qu'elle ne l'eût été si elle n'avait pas déjà été atteinte. Avertie au contraire de ce qui lui est arrivé à l'occasion de sa couche précédente, elle prendra les précautions nécessaires pour ne pas retomber dans le même cas.

Ensuite il n'est pas vrai d'une manière absolue de dire qu'une dartre laiteuse se traite positivement comme une dartre simple : au traitement généralement approprié aux dartres il en faut presque toujours joindre un sinon spécial, du moins direct, comme nous l'avons vu dans la plupart des observations que j'ai rapportées et comme le prouve ce nouveau cas.

Une dame de trente-six à trente-huit ans, d'une assez bonne constitution et mère de deux enfants, ayant entendu parler de moi par une personne à laquelle j'avais donné des soins, vint il y a quelque temps me trouver portant à la partie interne des avant-bras de larges plaques rugueuses, souvent humides et dans la paume des mains des indurations qui se fendillaient dès qu'elle mettait ses mains à l'eau et la faisaient horriblement souffrir.

Elle avait consulté plusieurs médecins qui ayant, par les renseignements pris sur ses habitudes, appris que son mari, ancien commis-voyageur, avait longtemps porté des dartres aux jambes, n'avaient vu dans sa maladie qu'une dartre communiquée. Partant de cette idée, ils lui avaient à peu près conseillé les mêmes moyens; c'étaient ou des frictions avec une pommade sulfureuse, ou des bains de Baréges, ou des lotions alcalines et la tisane de douce-amère.

Cette dame se soumit à ce traitement près d'un an sans succès positif, car si sa peau se nettoyait pendant quelques jours, elle reprenait bientôt son état habituel et, en somme, la guérison n'avançait pas.

Personne ne lui avait jamais fait la moindre question au sujet de ses couches, bien qu'elle eût constamment près d'elle une charmante petite fille de quatre à cinq ans bien portante.

Ce fut au contraire la première chose dont je m'informai. Bien m'en prit, car elle m'avoua que c'était précisément depuis qu'elle avait sevré son enfant que ces espèces de dartres avaient paru ; mais qu'elle ne soupçonnait pas le moins du monde que son lait y fût pour quelque chose parce qu'elle l'avait convenablement étouffé, et qu'il avait disparu en moins de quatre jours.

Je n'hésitai pas dès-lors à me prononcer. Elle fut aisée à convaincre, car elle reconnaissait qu'il y avait entre l'apparition de ses règles et l'état de ses dartres des rapports si évidents qu'elle prévoyait bien que ces dernières étaient influencées par les organes qui tiennent à l'enfantement; et pour le moment ce qui la rendait convaincue du fondement de mon opinion, c'est que, dans l'année qui avait suivi le sevrage de son enfant, chaque fois que ses règles voulaient paraître, ses seins devenaient sensibles et laissaient suinter quelques gouttes de lait.

D'où elle reconnaissait, conformément à mon opinion, que son lait n'avait pas été suffisamment éliminé.

Je n'eus alors rien de mieux à faire que de conseiller de reprendre le traitement anti-dartreux déjà conseillé, mais suspendu, et d'en seconder les effets par des bains de vapeur alternant avec de légers purgatifs. Ce traitement continué deux mois avec tous les ménagements convenables donna le résultat désiré.

Un moyen auquel on a souvent recours avec succès pour combattre les maladies laiteuses, celles surtout qui sont anciennes, moyen dont il ne faut pourtant pas abuser et qu'il faut savoir employer à propos, c'est le vésicatoire.

Il peut paraître rationnel au premier abord qu'en fixant le lait sur le bras par exemple, puisque c'est presque toujours là qu'on applique les vésicatoires ou les cautères; il peut paraître rationnel, dis-je, que le lait abandonnera les parties sur lesquelles il s'est porté, comme on a pu le voir dans quelques-unes des observations que j'ai rapportées et où ce moyen m'a été utile.

Mais c'est principalement quand le lait fait brusquement irruption sur un organe important, comme le cerveau, qu'il faut y avoir recours. Car, dût-on en l'attirant sur la peau s'exposer à l'y fixer, le cas sera toujours beaucoup moins grave, et on en viendra plus facilement à bout là qu'ailleurs.

Il n'en est pas absolument de même pour les cas où le lait s'est porté à la peau. Par les vésicatoires on peut bien le déplacer, mais il n'est pas éliminé et il peut, une fois fixé par le vésicatoire sur le bras par exemple, s'y maintenir aussi fermement que sur toute autre partie de la peau où il était, et d'où on veut le déplacer. En un mot on aura substitué un vésicatoire laiteux à une dartre laiteuse. Le fait suivant prouve que ce n'est pas là une simple supposition mais un fait qui peut arriver.

Une dame de Pierrefitte près Paris, qui avait été dans sa jeunesse sujette à de fréquentes éruptions à la peau, se maria à vingt-cinq ans. Elle eût deux enfants, dont le dernier à trente-et-un ans ; elle le nourrit et le sevra à quinze mois.

Comme son lait s'était arrêté naturellement, elle ne prit pour s'en garantir aucune précaution. Mais dès le mois suivant, avant même que ses règles reparurent, elle éprouva de fortes démangeaisons sur les cuisses, au cou et au-devant de la poitrine.

Plusieurs bains, secondés de quelques légers purgatifs, firent assez promptement disparaître l'éruption des cuisses ; mais celle du cou et de la poitrine, non-seulement persista, mais prit tout à fait l'aspect d'une dartre qui s'étendait du dessous de l'oreille, à gauche surtout, jusqu'au sein.

Comme cette maladie inquiétait d'autant plus

cette dame qu'à la démangeaison douloureuse qu'elle en ressentait se joignait le désagrément d'une maladie apparente, on crut n'avoir rien de mieux à faire que de chercher à attirer le mal sur le bras et de l'y fixer au moyen d'un vésicatoire.

L'état du cou et de la poitrine s'améliora en effet, et l'éruption finit par disparaître; mais le vésicatoire se couvrait continuellement d'un enduit couenneux blanchâtre qui, détaché, se renouvelait sans cesse; ses bords étaient d'un rouge brun, et la matière qui en découlait avait une tendance à se dessécher pour se transformer en écailles.

Puis, insensiblement, le pourtour du vésicatoire se couvrit de boutons qui, en se rapprochant du centre, ne firent bientôt avec lui qu'une large plaie occupant presque tout le bras, et offrant un aspect dartreux beaucoup plus prononcé que ce qui avait existé au cou et à la poitrine.

C'est dans cet état que cette dame vint me

consulter. Je trouvai la situation grave, mais comme j'avais déjà vu plusieurs cas semblables desquels j'avais triomphé, m'étant parfaitement pénétrée de leur cause, je ne désespérai pas d'en venir à bout. Je jugeai néanmoins prudent de donner le conseil de voir un médecin, auquel j'offris d'ailleurs de me joindre si on le voulait.

Cette proposition ayant été acceptée aussitôt que faite, je communiquai à M. le docteur Du... qui fut choisi pour consultant, mon opinion sur la nature du mal que nous avions à combattre. Il la partagea ; et un traitement basé sur les principes précédemment émis a conduit la malade à une guérison complète.

Comme il y a déjà plusieurs années que ce fait s'est passé, j'ai appris que cette dame avait vu sa dartre au bras reparaître, mais légèrement, et qu'elle avait été obligée, pour s'en débarrasser entièrement, d'aller passer une saison à Baréges. Ce qui n'infirmerait en rien tout ce que j'ai dit sur la manière d'envisager et de traiter les dartres auxquelles je soupçonne un caractère laiteux.

Je crois devoir m'arrêter et borner à ce que je viens de dire tout ce qu'il est utile de savoir au sujet des maladies laiteuses, telles que je les ai désignées, ou, si l'on veut, au sujet de *laits répundus*. De plus grands détails deviendraient plus embarrassants qu'utiles, puisqu'ils ne pourraient que compliquer des questions que mes raisonnements et les faits nombreux sur lesquels je m'appuie résolvent suffisamment.

Enfin je termine par l'exposé de trois faits qui, tout en démontrant l'existence des maladies laiteuses, prouvent aussi : l'un combien elles sont quelquefois rebelles aux traitements les plus rationnels, et combien elles disparaissent quelquefois de même promptement sous l'apparition de l'état naturel au milieu duquel elles s'ètaient développées, c'est-à-dire après un nonvel accouchement; les deux autres que ces maladies, suspendues même par un nouvel allaitement et le cours régulier de la menstruation qui s'est rétablie après ce nouvel allaitement, peuvent reparaître au moment où la cessation définitive des règles a lieu.

1° Madame Estib., grande, brune et d'une bonne constitution, se maria à vingt-et-un ans, et eut deux couches à quelques années de distance. Chacune de ces couches se termina assez heureusement, mais, empêchée par des raisons de position commerciale, de nourrir ses enfants, elle eut toujours quelque peine à faire passer son lait.

A vingt-huit ans elle accoucha une troisième fois, et elle put alors satisfaire au désir qu'elle avait eu en tout temps de nourrir. Elle s'acquitta de ces douces fonctions de mère pendant deux mois malgré plusieurs gerçures qui lui étaient survenues aux seins, et dont elle supporta courageusement les douleurs. Enfin un abcès étant survenu, on fut obligé de l'ouvrir, et on lui conseilla de cesser de donner le sein à son enfant, bien que l'abcès fut assez éloigné du mamelon pour qu'on ne pût pas craindre que la matière qu'il contenait se mélangeant au lait en altérât les qualités.

Cette dame se soumit au conseil qu'on lui donnait et ne s'occupa que de la guérison de l'abcès pour lequel elle avait cessé de nourrir, ne prenant d'ailleurs aucune précaution directe contre son lait.

Un mois s'était à peine écoulé qu'elle ressentit dans les jointures des douleurs passant des coudes aux épaules, des épaules aux genoux. Elle n'y donna pas une grande attention, parce que dans ses deux couches précédentes les choses s'étaient passées ainsi, et n'avaient pas eu de suites fâcheuses. Les douleurs cessèrent effectivement, mais il lui survint autour des oreilles des plaques brunâtres qui ne tardèrent pas à suinter et à se couvrir de ces écailles si caractéristiques, que nous avons décrites sous le nom de *croûtes de lait*.

Étonnée, pour ne pas dire effrayée de ces espèces de dartres, qui ne tardèrent pas à envahir les avant-bras et même l'intervalle des doigts, comme elles le font le plus habituellement, elle consulta plusieurs médecins qui lui conseillèrent, les uns des tisanes dépuratives et de grands bains rendus émollients par l'eau de son ou de guimauve, les autres des lotions sulfureuses et des pommades de même nature secondées par quelques purgatifs.

Rien ne la débarrassa complètement : guéries d'un côté les croûtes apparaissaient ailleurs ; elle fit même un voyage aux eaux des Pyrénées ; son état s'en améliora momentanément, mais au printemps de l'année suivante, les choses en vinrent au même point. Elle vécut deux ans dans cette position et perdit tout espoir de s'y soustraire. Enfin elle devint enceinte pour la quatrième fois et elle accoucha heureusement à son terme.

Le médecin qui la soigna en cette circonstance crut devoir lui conseiller de ne pas nourrir son enfant, dans la crainte sans doute que les accidents qu'elle avait éprouvés aux seins à la suite de sa couche précédente ne se renouvelassent.

Consultée à ce sujet, je ne fus pas de cet avis ; voulant savoir au juste quel rapport pouvait exister entre l'allaitement et les dartres dont elle avait à se plaindre depuis plusieurs années, je lui donnai le conseil de nourrir. Bien lui en prit, car dès les premiers jours de sa fièvre de lait, c'est-à-dire dès que ses seins se gonflèrent; en un mot, à dater du troisième jour de son accouchement, les plaques qu'elle portait au cou s'exfolièrent et laissèrent à nu la peau nette, sèche et d'un aspect naturel. Les choses allèrent de mieux en mieux, et pendant les quinze mois qu'elle donna le sein à son enfant, elle se trouva complètement débarrassée.

Il y avait donc, comme je le présumais, un rapport incontestable entre la maladie dont madame Estib** avait souffert pendant trois années, je crois même quatre, et l'allaitement; mais cette conviction acquise, l'écueil difficile à franchir était le moment où elle allait sevrer son enfant.

Ce moment arrivé, je lui prescrivis des boissons diurétiques, des potions purgatives prises tous les deux jours pendant une semaine, puis suspendues et reprises avec les précautions convenables pour que ni l'estomac ni les intestins n'eussent à en souffrir. Les dartres ne reparurent plus. J'ai vu souvent cette dame depuis, elle m'a constamment assuré qu'elle était entièrement débarrassée de l'incommodité dont elle avait eu longtemps à souffrir.

Ce fait si concluant en faveur et de l'existence des maladies laiteuses et du traitement qui leur est approprié, m'a servi depuis à donner à plusieurs femmes qui avaient à en souffrir l'espoir de voir ces maladies disparaître sous l'influence de l'état que je viens de mentionner, quoiqu'ayant déjà résisté à divers traitements.

2° Ces derniers faits trouvent d'autant mieux leur place ici, qu'ils se rapportent autant aux maladies de l'âge critique, qu'à celles qu'on peut attribuer à une suppression laiteuse.

Madame Lart..., née en Savoie, d'une constitution molle et lymphatique, s'est mariée à vingt ans, a eu trois enfants dans les huit premières années de son mariage, et est restée dix ans sans en avoir. A trente-huit ans, contre son attente, et à son grand regret, elle devint enceinte pour la quatrième fois. Comme elle avait nourri ses trois premiers, elle voulut en faire de même pour ce quatrième.

Elle s'acquittait donc avec zèle et succès de ses fonctions de mère depuis six mois, lorsque son mari et toute sa famille furent obligés de quitter la paisible retraite qu'ils habitaient aux environs de Chambéry pour venir se fixer à Paris. Prévoyant les embarras et les peines qu'elle éprouverait si elle continuait à nourrir dans ce changement de position, elle se décida à sevrer son enfant, et le fit sans prendre plus de précautions qu'elle n'en avait pris à l'occasion de ses premiers qu'elle n'avait cessé de nourrir que quand elle s'était aperçue qu'elle était enceinte, excepté le troisième, auquel elle avait donné le sein pendant plus de deux ans.

Tout alla assez bien les deux premiers mois de son séjour à Paris, mais, à dater de ce moment, elle éprouva dans les jointures, notamment dans les épaules, les coudes et les poignets, des douleurs qu'on attribua à l'humidité du logement qu'elle habitait, et qu'on traita comme des douleurs rhumatismales.

Ces douleurs s'amendèrent un peu, et bientôt il lui survint sur les bras, les cuisses et audevant de la poitrine, des taches brunes qui prirent, en assez peu de temps, un aspect dartreux. On consulta un médecin qui donna le conseil de changer d'appartement, fit prendre à l'intérieur plusieurs médicaments dont on ne put me dire ni le nom, ni la composition, et ordonna plusieurs bains, pris à une température élevée.

Ce traitement parut arrêter la marche de la

maladie, et on le suspendit; mais six mois s'étaient à peine écoulés, que les douleurs articulaires se montrèrent, surtout aux coudes et aux poignets. On reprit le premier traitement, et comme il ne soulageait pas aussi promptement qu'on l'aurait désiré, on eut recours à l'homœopathie.

Quel effet eurent sur la marche de sa maladie les globules et les doses infinitésimales des substances inconnues et impondérables dont se compose la doctrine mystérieuse d'Hannemann? C'est ce qu'on ne put savoir au juste; mais, en somme totale, les douleurs et les taches qui les avaient suivies comme la première fois, disparurent de même, dans un temps à peu près égal à celui qu'avait duré le premier traitement.

Madame Lart... avait alors quarante ou quarante-et-un ans. Ses règles paraissaient régulièrement, et trois années se passèrent ainsi, sans qu'elle se ressentît, pour ainsi dire, de ses douleurs et des autres incommodités qui les avaient accompagnées. Ses mois commencèrent alors à éprouver les irrégularités qui sont les avant-coureurs de leur cessation définitive, et à 45 ans, ils avaient totalement disparu, sans qu'elle éprouvât d'autres indispositions que les maux de tête, les feux à la figure, les insomnies qui sont propres à toutes les femmes arrivées à cette époque.

Il y avait un an qu'elle ne voyait plus, lorsque sa peau devint écailleuse dans les places qu'avaient antérieurement occupées les taches, l'intervalle de ses doigts et l'intérieur des mains se couvrirent d'une éruption de petits boutons qui tournèrent à suppuration. La matière fournie par ces boutons, forma par son desséchement, des écailles lamelleuses blanchâtres, comme nous en avons décrit ailleurs; la peau placée au-dessous se durcit et se fendilla à la paume des mains; enfin, le cuir chevelu se couvrit de pellicules dont la chute entraînait celle des cheveux.

Cette dame se disposait, dans cet état, à retourer réclamer les secours de l'un des médecins qui l'avaient soignée précédemment, lorsqu'une dame de ses amies, ayant la bonne idée de faire la revue rétrospective de ce qu'elle avait éprouvé à la suite de sa dernière couche, lui donna à penser que tout ce qu'elle éprouvait, pourrait n'être qn'une suite de son lait, que son âge critique remettait en mouvement, et la conduisit chez moi.

Au récit qui me fut fait de tout ce qui était arrivé à cette dame, et surtout du peu de soin qu'elle avait eu de faire passer son lait, je partageai de suite l'opinion de la personne qui me l'avait amenée. Je n'eus pas beaucoup de peine à la convaincre elle-même ; mais le difficile était de la conduire à se soumettre à un traitement qui avait quelque analogie avec celui du premier médecin qui l'avait soignée dans le premier acccès de sa maladie, c'est-à-dire dans celle qui avait suivi de deux ou trois mois son dernier accouchement.

En effet, j'ordonnai des bains sulfureux mitigés par un peu de gélatine, des boissons dépuratives de fumeterre, de bardane, rendues propres à pousser aux urines par quelques grammes de sel de nitre, puis de doux purgatifs, comme l'eau de Pulna prise à la dose de deux verres par jour.

Ce traitement, continué avec autant de persévérance que de régularité, amena le résultat qu'on se proposait en le conseillant. Seulement la tête restait dégarnie de ses cheveux en plusieurs places, et c'était là, pour la malade, un des plus grands inconvénients de sa position. J'y parai de mon mieux au moyen d'une pommade, qui rendit au *bulbe capillaire*, son activité sécrétante, et tel fut le résultat de tout ce qui fut fait à cet égard, que la peau reprit partout sa couleur et sa souplesse primitives, que les cheveux recouvrirent les places dénudées, et que les douleurs articulaires ne reparurent plus. Il y a six ans environ que cette guérison a eu lieu, et elle s'est parfaitement maintenue.

3° Ce dernier cas a trait à une dame d'origine écossaise, mais élevée en France, et qui m'a offert ce double exemple d'une maladie laiteuse qui, après avoir résisté à un traitement des plus actifs et des plus réguliers, a disparu trois fois par le fait d'un nouvel accouchement, et a reparu à la cessation des règles.

Cette dame, d'une constitution délicate, éminemment nerveuse, s'est mariée à trente ans, et a eu sur la fin de l'année même de son mariage, un enfant qu'elle a nourri jusqu'à dix mois, époque où elle a été obligée de le sevrer pour suivre son mari qui se rendait dans son pays pour y recueillir une succession. Elle était à peine rendue chez elle qu'elle ressentit dans toutes les jointures des douleurs qui, de sourdes qu'elles étaient d'abord, devinrent aiguës et la retenaient quelquefois des semaines entières au lit.

On fit plusieurs applications de sangsues sur les parties douloureuses. Le mal s'amendait, puis reparaissait avec une nouvelle intensité.

Cet état durait depuis deux années environ, lorsqu'elle revint en France, où elle eût une seconde grossesse. Dès l'instant où cette grossesse se confirma, les douleurs s'apaisèrent si bien qu'elle se crut totalement guérie, mais elles revinrent un mois après son accouchement sans qu'on soupçonnât que son lait pouvait les avoir primitivement occasionnées, et les renouveler cette seconde fois.

Comme les sangsues l'avaient soulagée en premier lieu, on crut devoir y recourir de nouveau ; mais leur action fut moins prononcée ; aussi on leur associa divers moyens, parmi lesquels figuraient des vésicatoires volants appliqués aux approches de chacun des genoux. Enfin les douleurs s'apaisèrent insensiblement et finirent par disparaître, comme à la suite de sa première couche et dans un temps à peu près égal. Cette dame avait alors trente-cinq on trente-six ans ; elle devint enceinte une troisième fois, et se décida à nourrir son enfant. Tout le temps qu'elle porta cet enfant et qu'elle lui donna le sein, elle ne se ressentit pas de ses douleurs, mais, dès qu'elle cessa de l'allaiter elles reparurent.

Ce fut alors seulement que j'eus occasion de la voir. Ne trouvant dans sa manière de vivre, et dans tout ce qui l'entourait, rien qui expliquât suffisamment, et ses douleurs et leur triple récidive; je portai mon attention sur les précautions qu'elle avait prises contre son lait dans ses trois couches. Tout ce qui me fut dit à ce sujet, me confirma dans la crainte que j'eus de suite que ces précautions n'avaient pas été suffisantes.

Je la priai de faire part de mon opinion à son médecin qui l'adopta, le traitement pouvant, sauf quelques modifications, s'appliquer aussi bien à une affection rhumatismale qu'à celle qui fait le sujet de ce mémoire. Trois mois d'un traitement régulier suffirent pour faire disparaître toutes les douleurs, et rendre aux membres leur souplesse depuis longtemps compromise.

Cette dame quitta Paris l'année suivante, et je ne la revis que quatre ou même cinq ans après. Pendant tout cet intervalle de temps, elle s'était assez bien portée, mais depuis trois mois environ, ses douleurs étaient revenues, et la fatiguaient horriblement; elle me dit alors qu'elle n'avait plus pour les voir disparaître, l'occasion qu'elle avait trouvée dans ses dernières grossesses, puisque ses règles avaient complétement disparu.

M'étant alors bien assurée que cette disparition n'était pas accidentelle, mais le fait même de leur cessation définitive, je n'hésitai pas à reconnaître le rapport qui existait entre la cause à laquelle on pouvait, suivant moi, attribuer les premières douleurs et celle qui occasionnait ce qu'elle éprouvait alors. Dirigeant mon traitement en conséquence, j'eus la satisfaction d'arriver au résultat favorable que j'avais déjà obtenu pour elle cinq ans avant. Depuis bientôt trois années que cette guérison a eu lieu, rien n'est venu l'interrompre, et tout nous fait espérer qu'elle est définitive et irrévocablement acquise.

De tout ce qui précède, je crois donc pouvoir déduire les conséquences suivantes :

1° Les maladies laiteuses, admises par les anciens, niées ou du moins remises en doute par les modernes, existent et sont aussi faciles à expliquer par la théorie qu'à démontrer par les faits ;

2° Ces maladies sont infiniment plus communes chez les femmes qui suspendent l'allaitement dans son plein cours que chez celles qui, dès le début, ont renoncé à nourrir. Elles se reconnaissent aux signes commémoratifs que j'ai développés dans le cours de ce mémoire et à l'absence des caractères propres aux maladies avec lesquelles, faute d'une attention suffisante, on pourrait les confondre ;

3° Leur traitement se compose de plusieurs moyens dont la plupart sont pris parmi les médicaments qui ont pour but de solliciter l'action des fonctions *éliminatoires*, comme celles des reins, des intestins, de la peau. Quand elles se portent sur la peau, aux moyens que je viens d'indiquer on est obligé d'ajouter ceux qui font la base habituelle du traitement des maladies de nature dartreuse;

4° Quand ces maladies ont résisté au traitement rationnel que j'ai indiqué, on peut espérer les voir disparaître par un nouvel accouchement dont on aura soigné convenablement les suites. Quelqnefois, cependant, comme on a pu le voir par les dernières observations que j'ai rapportées, elles se montrent à la cessation définitive des règles; leur traitement, dans ce cas, n'offre rien de différent de ce qu'il eût été dans des circonstances antérieures; seulement, on est obligé de tenir moins compte de leur cause première, que de la forme sous laquelle elles se présentent.

FIN.

TABLE DES MATIÈRES.

INTRODUCTION.

PREMIÈRE PARTIE.

DE L'ÉPOQUE A LAQUELLE CESSENT ORDINAIREMENT LES RÈGLES, ET DES SIGNES AUXQUELLES ON RECONNAIT QUE CETTE CESSATION VA AVOIR LIEU.

CHAPITRE Ier.

De la cessation des règles suivant les climats, les tempéraments, les habitudes sociales, les dispositions maladives et diverses autres circonstances accidentelles.

CHAPITRE IIe.

Des signes auxquels on reconnaît que la cessation des règles va avoir lieu, et des modifications qui, à cette époque, se font remarquer dans la constitution de la femme, tant au physique qu'au moral.

DEUXIÈME PARTIE.

DES MALADIES AUXQUELLES LES FEMMES SONT EXPOSÉES A L'AGE CRITIQUE.

CHAPITRE Ier.

Des maladies générales propres à cet âge.

CHAPITRE IIe.

Des maladies spéciales propres à l'âge critique.

Pages.

Pages.

TROISIÈME PARTIE.

DE LA CONDUITE A TENIR POUR ÉVITER LES MALADIES PROPRES A L'AGE CRITIQUE.

CHAPITRE Ier.

Moyens fournis par l'hygiène, c'est-à-dire par les lois qui gouvernent la santé.

Pages.

CHAPITRE IIe.

Moyens fournis par la médecine pour prévenir les maladies occasionnées par l'âge critique.

Pages.

QUATRIÈME PARTIE.

DES MALADIES LAITEUSES, OU DES MOYENS DE RECONNAITRE, DE COMBATTRE ET DE PRÉVENIR LES MALADIES OCCASIONNÉES PAR LE LAIT.

CHAPITRE Ier.

L'existence des maladies laiteuses est démontrée par le raisonnement et prouvée par les faits.

CHAPITRE IIᵉ.

Des caractères propres aux maladies occasionnées par le lait.

CHAPITRE IIIe.

Des moyens généraux de prévenir et de traiter les maladies laiteuses.

FIN DE LA TABLE DES MATIÈRES.

ERRATA.

Page 82, ligne 11, au lieu de *tout-à-fait*, lisez tout-à-la fois; page 109, ligne 15, au lieu de *on a fait passer*, lisez on a passé; page 172, ligne 19, au lieu de *pas même*, lisez pas de même; page 204, ligne 15, supprimez le mot *dont;* page 216, ligne 14, au lieu de *pout*, lisez pour.

Melun. — Imprimerie de DESRUES et Cie.

www.ingramcontent.com/pod-product-compliance
Ingram Content Group UK Ltd.
Pitfield, Milton Keynes, MK11 3LW, UK
UKHW031043260726
13965UKWH00006B/148

9 782013 577250